W0268219

Gedruckt mit Genehmigung der Medizinischen Fakultät
der Johann Wolfgang Goethe-Universität zu Frankfurt a. M.

Referent: Professor Dr. Kleist

Korreferent: Professor Dr. Heupke

Dekan: Professor Dr. Dr. Guthmann.

ARCHIV FÜR PSYCHIATRIE UND NERVENKRANKHEITEN

HERAUSGEGEBEN VON

H. BERGER-BAD BLANKENBURG (THÜR.), K. BERINGER-FREIBURG I. B.,
K. BONHOEFFER-BERLIN, A. BOSTROEM-LEIPZIG, E. BRAUN-ROSTOCK,
O. BUMKE-MÜNCHEN, M. DE CRINIS-BERLIN, O. FOERSTER-BRESLAU,
R. GAUPP-STUTTGART-DEGERLOCH, A. HOCHE-BADEN-BADEN,
F. KEHRER-MÜNSTER, F. MAUZ-KÖNIGSBERG, O. PÖTZL-WIEN,
H. SPATZ-BERLIN, G. STERTZ-WESSLING BEI MÜNCHEN,
W. VILLINGER-BRESLAU, R. WOLLENBERG-BERLIN

REDIGIERT VON

O. BUMKE UND H. SPATZ

Sonderdruck aus 113. Band, 1. Heft.

H. Pittrich:
Stirnhirngeschwülste.

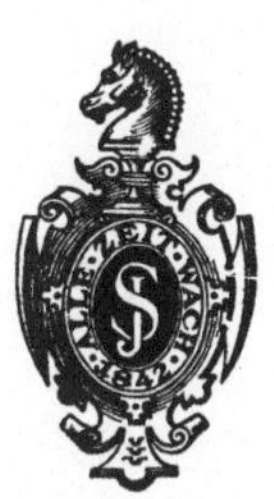

SPRINGER-VERLAG BERLIN HEIDELBERG GMBH 1941

ISBN 978-3-662-28221-2   ISBN 978-3-662-29736-0 (eBook)
DOI 10.1007/978-3-662-29736-0

Das   „Archiv für Psychiatrie und Nervenkrankheiten"

erscheint nach Maßgabe des eingehenden Materials zwanglos in einzeln berechneten Heften, die zu Bänden von etwa 50 Bogen vereinigt werden.

Der Autor erhält einen Unkostenersatz von RM. 20.— für den 16seitigen Druckbogen, jedoch im Höchstfalle RM. 40.— für eine Arbeit.

Es wird ausdrücklich darauf aufmerksam gemacht, daß mit der Annahme des Manuskriptes und seiner Veröffentlichung durch den Verlag das ausschließliche Verlagsrecht über alle Sprachen und Länder an den Verlag übergeht, und zwar bis zum 31. Dezember desjenigen Kalenderjahres, das auf das Jahr des Erscheinens folgt. Hieraus ergibt sich, daß grundsätzlich nur Arbeiten angenommen werden können, die vorher weder im Inland noch im Ausland veröffentlicht worden sind, und die auch nachträglich nicht anderweitig zu veröffentlichen der Autor sich verpflichtet.

Bei Arbeiten aus Instituten, Kliniken usw. ist eine Erklärung des Direktors oder eines Abteilungsleiters beizufügen, daß er mit der Publikation der Arbeit aus dem Institut bzw. der Abteilung einverstanden ist und den Verfasser auf die Aufnahmebedingungen aufmerksam gemacht hat.

Die Mitarbeiter erhalten von ihrer Arbeit zusammen 40 Sonderdrucke unentgeltlich. Weitere 160 Exemplare werden, falls bei Rücksendung der 1. Korrektur bestellt, gegen eine angemessene Entschädigung geliefert. Darüber hinaus gewünschte Exemplare müssen zum Bogennettopreise berechnet werden. **Mit der Lieferung von Dissertationsexemplaren befaßt sich die Verlagsbuchhandlung grundsätzlich nicht;** sie stellt jedoch den Doktoranden den Satz zur Verfügung zwecks Anfertigung der Dissertationsexemplare durch die Druckerei.

Manuskripte von Arbeiten klinischen Inhalts werden an

Herrn Geh. Med.-Rat Professor Dr. O. Bumke, München 15, Nußbaumstraße 7,

Arbeiten pathologisch-anatomischen Inhalts an

Herrn Professor Dr. H. Spatz, Berlin-Buch, Kaiser Wilhelm-Institut für Hirnforschung,
erbeten.

Im Interesse der unbedingt gebotenen Sparsamkeit wollen die Herren Verfasser auf knappste Fassung ihrer Arbeiten und Beschränkung des Abbildungsmaterials auf das unbedingt erforderliche Maß bedacht sein.

Verlagsbuchhandlung Julius Springer.

<table>
<tr><td>113. Band.</td><td align="center">Inhaltsverzeichnis.</td><td align="right">1. Heft.</td></tr>
</table>

(Aus der Nervenklinik der Stadt und Universität Frankfurt a. M.
[Leiter: Prof. Dr. *Kleist*].)

Stirnhirngeschwülste[1].

Von

H. Pittrich.

Mit 25 Textabbildungen.

(Eingegangen am 24. Juni 1940.)

Der vorliegenden Arbeit liegen 67 Stirnhirntumoren zugrunde, die in den Jahren 1927—38 zur klinischen Beobachtung kamen. Insgesamt wurden in dieser Zeit 551 Tumoren diagnostiziert, so daß der Anteil der Frontaltumoren 12% beträgt. Die Orbitalhirntumoren sind dabei nicht einbezogen. Sie wurden kürzlich von *Duus* beschrieben. Es handelt sich vielmehr um die Tumoren des eigentlichen Stirnhirns, das die konvexe und marginale Stirnhirnrinde umfaßt. Von den 67 Tumoren wurden 33 autoptisch und 12 bioptisch bestätigt. Zu einer eingehenden Darstellung sind 31 Tumoren und eine tumorähnliche Erkrankung gewählt worden. Bevorzugt wurden Tumoren, die in früheren Jahren wegen der noch nicht so großen neurochirurgischen Erfahrungen über längere Zeiträume beobachtet wurden, und solche, die makroskopisch bearbeitet werden konnten. So sind von den 31 ausgesuchten Tumoren 24 autoptisch, 5 bioptisch und 2 arteriographisch nachgewiesen. Den klinischen Untersuchungen lagen die von *Kleist* während des Weltkrieges bei der klinischen Beobachtung und neurochirurgischen Behandlung Stirnhirnverletzter gesammelten Erfahrungen zugrunde, die in seiner Hirnpathologie niedergelegt sind. *Kleist* hatte dabei auch schon eine Reihe von Stirnhirntumoren verwertet und deren hirnpathologische Beschreibung in Aussicht gestellt. Sie wird hier gegeben und durch zahlreiche inzwischen neu an der Klinik beobachteten Stirnhirntumoren erweitert. Einige andere Fälle sind von *Kleist* schon bei seiner „Klinischen Ortsdiagnose der Geschwülste des Großhirnmantels" in *Thiel*, „Gegenwartsprobleme der Augenheilkunde" (Thieme, Leipzig) erwähnt. Die Krankengeschichten sollen, soweit möglich, ausführlich wiedergegeben werden, wobei das Hauptgewicht auf die uns leitenden diagnostischen Erwägungen gelegt wird. Es wurde eine Dreiteilung in linksseitige, doppelseitige und rechtsseitige Tumoren vorgenommen. Die Anzahl der auf jede Gruppe entfallenden Tumoren sowie die Art ihrer Bestätigung ergibt sich aus folgender Tabelle. Die tumorähnliche Erkrankung ist in Gruppe I enthalten und autoptisch erwiesen.

---

[1] Mit Unterstützung der Deutschen Forschungsgemeinschaft, der auch an dieser Stelle vielmals gedankt sei.

   1

	Gesamt-zahl	autoptisch	bioptisch	arterio-graphisch
		bestätigt		
I. Linksseitige Tumoren	11	8	1	2
II. Doppelseitige Tumoren	9	9	—	—
III. Rechtsseitige Tumoren	12	8	4	—
Insgesamt	32	25	5	2

I. Linksseitige Tumoren.

Fall 1. E., Jacob, 35 Jahre, geb. 1902. Seit 8 Wochen 2—3mal täglich Schwindel-anfälle mit Druck über den Augen von 5—15 Min. Dauer. 9. 11. 37 Zunahme dieser Beschwerden. Klinikeinweisung wegen Tumorverdacht.

Klinik: 24. 11 bis 18. 12. 37, 4. 1. bis 16. 1. 38. Stauungspapille links von 2 Dptr., rechts Stauung der nasalen Papillenhälfte. Hyposmie beiderseits. Geringe rotatorische Übererregbarkeit des linken Labyrinths. Mundfacialisschwäche rechts. Schlecht auslösbare Armreflexe. Adiadochokinese rechts. PSR beiderseits schwach positiv. Oppenheim und Babinski rechts positiv. Psychisch o. B.

Die leichten rechtsseitigen Pyramidenbahnzeichen mit Hyposmie ohne psychische Veränderung führten zur Annahme eines linksseitigen hinteren Stirnhirntumors.

Im linken Arteriogramm (Dr. *Riechert*) war auf dem Längsbild die Art. cerebri ant. weit nach rechts verdrängt, im Seitenbild stark ausgezogen, gespannt und nach vorn gedrängt, während die *Sylvi*sche Gefäßgruppe in ihrem Ursprungsteil nach unten verschoben war. Arteriovenöse „Fisteln“ im Sinne eines Glioblastoma multiforme fehlten. Tiefsitzender, im hinteren medialen Teil des Stirnhirns ge-legener Tumor.

Im Ventrikulogramm ist nur der rechte Seitenventrikel zur Darstellung ge-kommen. Beide Vorderhörner waren nach rechts verdrängt.

Operation (Dr. *Riechert*) 15. 1. 38: 2. und 3. Stirnhirnwindung gelblich ver-färbt. Nach Abtragung des hinteren Teiles beider Windungen zeigte sich ein weit in die Tiefe, zapfenförmig nach vorn und hinten bis fast unter die C. a. reichender Tumor, der ausgesaugt wurde.

Am folgenden Tage Bronchopneumonie. Exitus.

Sektion: 7 cm im Durchmesser großer Op.-Defekt im mittleren und hinteren Teil der 2. und 3. linken Stirnhirnwindung, 2—3 cm in die Tiefe gehend, dort pathologisches Gewebe, besonders im Gebiet von F_3, Insel, vorderen Stammganglien und innerer Kapsel.

Auf dem Orientierungsschnitt (Abb. 1), der kurz vor den Schläfepolen durch die Mitte von F_1 und F_2 geht, sind die Vorderhörner und das Balkenknie ange-schnitten. Der Querschnitt der linken Hemisphäre ist größer als der der rechten. Die Rinde der linken F_2 und F_3 ist defekt. Koagula befinden sich an ihrer Ober-fläche. Das Mark der F_3 und Orbitalwindungen ist weißglasig verändert, die Rindenmarkgrenze verwaschen.

Mikroskopisch: Locker gebauter Tumor aus Elementen mit gleichmäßigen, kleinen, runden oder ovalen Kernen, deren Fortsätze ein Netzwerk bilden; spärliche Gefäße ohne Wucherungserscheinungen, keine Mitosen und keine regressiven Veränderungen.

Diagnose: Astrocytom [1].

---

[1] Die histologischen Befunde verdanke ich Herrn Dr. *Zülch*, Abt. für Tumor-forschung und experimentelle Pathologie des Gehirns des Kaiser Wilhelm-Instituts für Hirnforschung zu Berlin-Buch.

Fall 2. F., Berthold, 36 Jahre, geb. 1901. Seit 3 Wochen anfallsweise auftretende Kopfschmerzen wechselnder Lokalisation, Schwäche im rechten Arm und Bein, Schwanken beim Gehen nach rechts, zunehmende Schwerfälligkeit, Unbeholfenheit und Mangel an Antrieb, zurückhaltendes und ernstes Wesen. Mit Tumorverdacht eingewiesen.

Klinik: 26. 7. bis 26. 8. 38. Fundus o. B. Rechte Nasolabialfalte verstrichen. Zungenabweichung nach rechts. Grobe Kraft im rechten Arm herabgesetzt. Muskelspannung der Arme regelrecht. Armreflexe rechts gegenüber links erhöht. Trömner und Knipsreflex rechts positiv.

Innervatorische Apraxie der rechten Hand: beim Geldgeben und -hinzählen wird unterlassen, den Daumen gegen den Zeigefinger zu reiben. Nur sehr unbeholfen wird mit der rechten Hand das Hemd geöffnet. Beim Bedienen einer Schere werden Zeige- und Mittelfinger in die Ringe gesteckt, dann Daumen und Mittelfinger, während der Zeigefinger auf dem Verschluß ruht. Die Seite eines Buches wird so umgeschlagen, daß der gestreckte zweite und fünfte Finger das Blatt nach oben schiebt, das Blatt dann zwischen Daumen und die übrigen Finger genommen wird. Später wird es, als F. auf seine Ungeschicklichkeit aufmerksam gemacht wird, richtig gewendet. Mit der linken Hand werden alle Bewegungen einwandfrei ausgeführt.

Hüftbeuge- und Streckschwäche des rechten Beines. Muskeltonus im rechten Bein erhöht. Beinreflexe rechts lebhaft. Babinski, Oppenheim, Gordon rechts positiv. Schwanken beim Augenfußschluß.

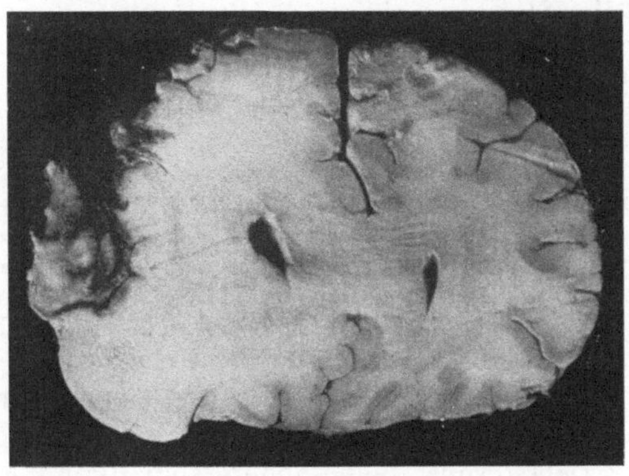

Abb. 1.

F. liegt ruhig zu Bett. Klagen werden nur spärlich geäußert. Spontaneität ist gering. Deutliche Denkerschwerung und -verlangsamung, besonders auf produktivem Gebiet. Bei Wiederholung der Aufgabe und entsprechend langem Nachdenken gelingt meist die Lösung. Er könne nicht denken, fühle ein Brett vor den Kopf genagelt. Rechenschwäche. Sei in Mathematik eine Kanone gewesen, nun rechne er die einfachste Aufgabe trotz langen Besinnens falsch.

Die rechtsseitige Parese mit innervatorischer Apraxie der Hand sowie Antriebsschwäche und Denkverlangsamung wiesen auf einen Prozeß, wahrscheinlich Tumor, der linken Präfrontalgegend.

Auf der Schädelleeraufnahme finden sich fragliche Verkalkungen im linken Stirnhirn. Encephalographisch war keine Ventrikelfüllung zu erreichen. Im Arteriogramm (Dr. *Riechert*) der linken Seite ist die Art. cerebri ant. im Sinne eines Tumors der Frontozentralgegend nach vorn verdrängt. Dieser Befund deckt sich mit dem klinischen Bild. Einige Tage nach der Arteriographie starke Zunahme der bis dahin nur angedeuteten rechtsseitigen spastischen Parese.

Nach der ersten Röntgentiefenbestrahlung (Prof. *Holfelder*) trat ein Anfall, der nach der Beschreibung des Pflegers in einer tonischen Starre der Gliedmaßen rechts mehr als links bestanden haben soll, auf. Während der Bestrahlung ging die Hemiparese zurück, bestehen blieb eine allgemeine Verlangsamung. Leider ist Pat.

nicht zur Trepanation erschienen. Die Besserung hielt nur einige Monate an, dann
erschien er wieder im Röntgeninstitut, war motorisch aphasisch, rechtsseitig gelähmt.
   Fall 3. G., Auguste, 51 Jahre, geb. 1887. 1926 Puerperalpsychose. Nach dem
Tode des Mannes 1928 Kontoristin. Oktober 1937 Menopause. Ab da Beschwerden.
Alle 14 Tage Blutwallungen, Hitzegefühl im Kopf, Schwindel, Brechreiz und Er-
brechen. Im Frühjahr 1938 Schmerzen in Stirn- und Hinterkopfgegend. Seit
März 1938 arbeitsunfähig. Überweisung wegen klimakterischer Beschwerden.
   Nervenklinik, Würzburg: 7. 7. bis 19. 7. 38. Puls 72/1 Min. RR 155/90. Keine
normale psychische Aktivität. Affektivität gering. Fast starrer Gesichtsausdruck.
Immer dasselbe leere Lächeln. Zeitweise stumpf und euphorisch. Wegen dieses
eigenartigen seelischen Zustandes wurde zunächst an einen schizophrenieartigen
Defekt gedacht. Nach 5 Tagen epileptiforme Anfälle, Stauungspapille. Später
Hyposmie beiderseits und Zungenabweichung nach rechts. Jetzt Verdacht auf
einen Stirnhirntumor und Verlegung in die
   Nervenklinik Frankfurt a. M.: 19. 7. bis 17. 9. 38. Linkes Stirnbein klopfempfindlich. Rö-Schädel: Deutlich entkalkter Schädelknochen mit erweiterter
Sella. Stauungspapille beiderseits von 2 Dptr. Gesichtsfeld o. B. Leichte Blickschwäche nach rechts. Innenohrschwerhörigkeit links, vestibular o. B. Hyposmie
links. Mundfacialis- und Hypoglossusschwäche rechts. Geringe Steifigkeit im
rechten Arm. RPR beiderseits gesteigert, rechts mehr als links. Trömner rechts
mehr als links vorhanden. Diadochokinese rechts etwas verlangsamt. PSR beiderseits gesteigert, rechts eine Spur mehr als links, ASR desgl. Babinski, Oppenheim
und Gordon beiderseits positiv, links mehr als rechts. Angedeutetes Haltungsverharren; Hakeln und Greifreflex an der rechten Hand. Deutlicher Mangel an
Spontaneität. Spricht nicht von selbst, antwortet nur langsam und ganz kurz,
so daß die Zusammenhänge unklar bleiben, weiß nicht den Zweck ihrer Verlegung,
spricht einmal lachend davon, daß man was in ihrem Kopf gefunden habe, was
wohl entfernt werden müsse. Deutliche Euphorie.

   Es bestanden danach an klinischen Symptomen Krampfanfälle mit
rechtsseitiger angedeuteter Parese und Blickerschwerung nach rechts,
Antriebsstörung, insbesondere sprachliche Aspontaneität sowie Wesensänderung im Sinne von Apathie, Heiterkeit und Euphorie. Ein Tumor
des linken hinteren Stirnhirns mit orbitaler Beteiligung war anzunehmen.

   Das Arteriogramm links (Dr. *Riechert*) brachte die Bestätigung: Ausziehung
und Vorwärtsdrängung der Art. cerebri ant. im Sinne eines im hinteren unteren
Stirnhirn gelegenen Tumors.

   Operation (Dr. *Riechert*) 13. 9. 38: Ein cystischer Tumor von härterer Kon-
sistenz als das umgebende Hirngewebe und ohne scharfe Begrenzung gegenüber
demselben wird nach Resektion des linken mittleren und hinteren Stirnhirnbezirkes
weitgehend ausgesaugt und mit dem scharfen Löffel entfernt. Vor der Operation
zwei Anfälle von Bewußtlosigkeit, während der Operation kaum ansprechbar, am
anderen Tage bewußtlos.

   17. 9. 38 Exitus.

   Sektion: Das linke Frontalhirn verdrängt das rechte um 1 cm. Im mittleren
Drittel von F_2 links und angrenzenden Teil von F_1 befindet sich die Op.-Höhle
(Abb. 2) mit einer Öffnung von 3 cm im Durchmesser, Tiefe von 6 cm und größten
Breite von $2^1/_2$ cm. Nach hinten bis in den Fuß von F_1 und F_2 findet sich noch
krankhaftes Hirngewebe, der Balken ist verbreitert, weich, cystisch und zerklüftet.

   Mikroskopisch: Tumor aus mittelgroßen und großen, zum Teil sehr cytoplasmareichen Zellen, die gelegentlich in kleinen Kerngrüppchen beieinander liegen.
Selten Capillaren, keine Wandwucherungen. Einige große chromatinreiche Kerne,
keine Mitosen. Nicht sehr zellreicher Tumor.

   Diagnose: Astrocytom.

Fall 4. G., Heinrich, 67 Jahre, geb. 1864[1]. Vater an Schlaganfall und ein Bruder an Magenkrebs gestorben. September 1931 Apoplexie mit nachfolgender rechtsseitiger Parese und Spracherschwerung. Geistige Veränderung. Kopfschmerzen. Später Anfälle.

Klinik: 21. 1. bis 28. 2. 32. Herabgesetzter E.Z. RR 160/100. Puls 95/1 Min. Augenhintergrund o. B. Rechtsseitige Mundfacialis- und Hypoglossusparese. Zungenapraxie. Partielle Lautstummheit, später auch Wortstummheit, zuletzt noch Spontanstummheit. Motorisch musikalisch nicht gestört, Melodien richtig, Text jedoch mangelhaft. Spastische Parese des rechten Armes. BDR rechts unten abgeschwächt. PSR und ASR rechts erhöht. Babinski beiderseits positiv. Mendel-Bechterew und Rossolimo rechts positiv. Aufrichten aus Rückenlage erschwert.

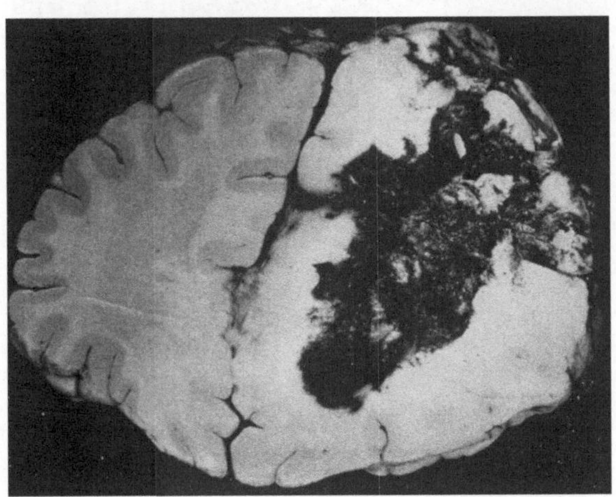

Abb. 2.

Beim Aufsitzen Schwanken nach rechts. Beim Stehen Fallen nach rechts und hinten. Herabsetzung des Sprachverständnisses mit literalen und weniger verbalen Paraphasien. Gegenhalten am Unterkiefer, an den Armen, links mehr als rechts, Festhalten, Hakeln, Haltungsverharren der Arme und Beine, Echolalie, Iterationen in Form von Logoklonien; diese Störungen nur zeitweise nachweisbar. Antriebsschwach und akinetisch, keine spontane Bewegung, nur auf Drängen kommt es zu schwachen Bewegungsansätzen. Miene ziemlich ausdruckslos. Örtlich und zeitlich desorientiert.

27. 1. 32: Anfälle mit Kopfdrehung nach rechts, tonischer Streckung des rechten Armes und Beines und kurz dauernden klonischen Zuckungen.

Dieses corticale Krampfbild ließ den Verdacht auf einen Stirnhirntumor aufkommen, während man bisher wegen des apoplektiformen Beginnes, vorgeschrittenen Alters des Pat., Fehlens einer Stauungspapille und wegen einer Blutdruckerhöhung eine Hirnarteriosklerose angenommen hatte.

Körperlicher Rückgang. Bronchopneumonie des rechten Lungenunterlappens. Exitus.

---

[1] Siehe auch *Kleist:* Klinische Ortsdiagnose, S. 85.

Hirnsektion: An der linken Hemisphäre Windungen abgeplattet und Furchen verstrichen. Rechts ist Stirnhirn und T_1 leicht atrophisch. Unmittelbar vor der linken C. a. in der Pars basilaris der F_3 befindet sich eine graubraune Hirnpartie. Dieser entspricht auf dem Querschnitt (Abb. 3) eine mandelgroße homogene Masse, der sich nach innen der eigentliche Tumor anschließt. Er nimmt Gesamtmark und Eigenmark der linken Hemisphäre ein, läßt F_1, Teile von F_2 und den Orbitalwindungen frei. Präfrontal und orbital setzt er sich noch 1 cm fort. Nach hinten reicht er in den vorderen Schläfelappen, die Insel, erfüllt das Eigenmark des unteren Teiles der Zentralwindungen, bis zum Pallidum und Putamen übergreifend.

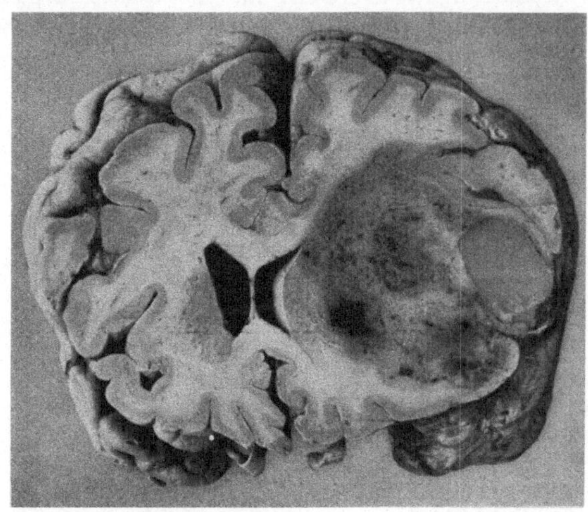

Abb. 3.

Mikroskopisch: Hochgradig nekrotischer Tumor aus Spindelzellen in langen Zügen mit vielen Gefäßen und Wandwucherungen. Zahlreiche, große „Fistel"gefäße, Thrombosen in der Tiefe.

Diagnose: Glioblastoma multiforme.

Fall 5. J., Elise, 55 Jahre, geb. 1880 [1]. Wegen arteriosklerotischer Demenz mit Erregungszuständen und epileptiformen Anfällen eingewiesen. Seit einem Jahr Schwäche im rechten Arm und Bein, Gedächtnisstörung, innere Unruhe und Angst. Nach einem halben Jahr und vor einigen Wochen apoplektiforme Verschlechterung der Lähmungserscheinungen.

Klinik: 29. 11. 35 bis 17. 2. 36, 24. 3. 36 bis 9. 11. 36, 4. 11. 36 bis 9. 12. 37. Leichte Klopfempfindlichkeit des Schädels. Mundfacialis rechts schwächer als links. Zungenabweichung nach rechts. Herabsetzung der groben Kraft und Spasmus des rechten Armes und Beines. Armreflexe rechts gesteigert. Trömner und Knips rechts positiv. PSR rechts stärker als links. Fußklonus und Babinski beiderseits. Beim Aufrichten aus Rückenlage mit überkreuzten Armen gehen die Beine hoch. Stand und Gang ist unsicher und schwankend. Dyspraxie der linken Hand. Mitmachen und Haltungsverharren links stärker als rechts. Adiadochokinese rechts. Hakeln rechts. Erhöhte Greifbereitschaft der rechten Hand; Greifreflex, Festhalten, Andeutung von Kontraktionsnachdauer, rechts stärker als links.

---

[1] Siehe auch *Kleist* und *Pittrich:* Linker Stirnhirn-Balkentumor, R. f. d. U. (Film und Sonderdruck) sowie *Kleist:* Klinische Ortsdiagnose, S. 89.

Weitgehender Bewegungsausfall, Spontanstummheit. Desorientierung, Merkschwäche, Denkantriebsschwäche und alogische Störung. Im weiteren Verlauf Blickkrämpfe nach oben und epileptiforme Anfälle mit Kopfdrehung nach rechts und klonischen Zuckungen der Arme und Beine, rechts stärker als links. Blasenschwäche.

Antriebsschwäche, Stand-Gangapraxie, rechtsseitige Parese, spastische Zeichen am linken Bein sowie rechts betonte Anfälle waren kennzeichnend für einen Tumor im mittleren und hinteren Drittel von F_1 und F_2 mit Beteiligung der C. a. links und rechts oben. Die linksseitige Dyspraxie sprach für eine Balkenbeteiligung und der über einen frontalen Antriebsmangel hinausgehende Regungsmangel samt Haltungsverharren, Mitmachen, Gegenhalten, Greifreflex und Kontraktionsnachdauer für eine Hirnstammschädigung.

Ventrikulographisch entsprach dem klinischen Befunde eine Verdrängung des linken Vorderhornes über die Mittellinie nach rechts unten, des linken Seitenventrikels nach hinten und unten. Wa.R. in Blut und Liquor negativ.

Bei der Operation (3.3.36, Prof. *Tönnis*) fand sich ein ausgedehnter linksseitiger Stirnhirntumor, der in den Balken eingewachsen war.

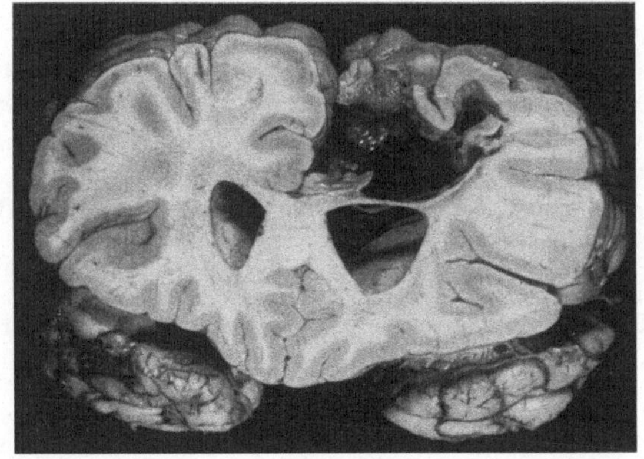

Abb. 4.

Postoperativ bildeten sich die paretischen Erscheinungen zurück, die Kontraktionsnachdauer ganz, die übrigen Stammhirnzeichen ließen nach mit Ausnahme des Hakelns. Verstärkt war dagegen die Antriebsschwäche, Stand-Gangapraxie. Pat. blieb amnestisch, war zeitweise zugänglich, freundlich, dann gereizt und ablehnend. Hin und wieder traten Zustände schwerster Erregung mit Schreien und Weinen von Stundendauer auf.

Exitus Januar 1939.

Sektion: Im mittleren Drittel der F_1 und F_2 links (Abb. 4) eine 2—3 cm klaffende Defekthöhle, die in der Tiefe mit dem linken Seitenventrikel kommuniziert. Der Balken ist besonders links außerordentlich verschmälert, der linke Thalamus atrophisch. Das gesamte Ventrikelsystem ist links mehr als rechts erweitert.

Mikroskopisch: Entzündliches Granulationsgewebe.

Fall 6. K., Elisabeth, 41 Jahre, geb. 1896. Seit Oktober 1937 rechtsseitige Kopfschmerzen, die allmählich an Häufigkeit, Stärke und Dauer zunahmen und sich immer mehr nach hinten in den Nacken ausdehnten. Im Frühjahr 1938 Übelkeit, Erbrechen und Zustände kurzer Bewußtlosigkeit mit Augenzittern, Krampf im rechten Arm, Beinschwäche und Einnässen. Im letzten Vierteljahr vernachlässigte sie sich. Vor einigen Wochen Zunahme der Anfälle, deshalb Krankenhausaufnahme. Verdacht auf Hirntumor.

Elisabethenstift, Darmstadt: 11. 7. bis 22. 7. 38. Puls 78/1 Min. Geringe Mimik. Unscharf begrenzte Papille beiderseits, links nasal streifenförmige Hämorrhagien. Unsicherheit beim FNV und FFV. Fragliche Hypästhesie am linken Oberschenkel.

Schwerbesinnlichkeit, zeitweise Benommenheit, Erbrechen und Einnässen. Rö-Schädel: Breite und aufgelockerte Knochennähte. Zur genauen Lokalisation überwiesen.

Klinik: 22. 7. bis 1. 10. 38. Beiderseits frische Stauungspapille von etwa 3 Dptr. Prominenz. Calorische Untererregbarkeit des linken Labyrinths. Abduzensparese, rechts deutlicher als links. Blickschwäche nach rechts. Mundfacialisschwäche rechts. Steigetendenz des rechten Armes. Händedruck rechts deutlich zittrig. Kraft desselben rechts mehr als links herabgesetzt. Beiderseits geringe Adiadocho-kinese, rechts deutlicher. Geringe Verlangsamung beim FNV. PSR schwach. ASR links gesteigert. Fraglicher Babinski links. Deutliche Affektlabilität. Zeit-weise Euphorie, ohne klare Stellungnahme zur Krankheit, sucht dieses zu baga-tellisieren. Intellektuell bis auf Erklären von Sprichwörtern o. B. Dieses kaum möglich, z. B.: (Keine Rose ...) „Wenn man sich ärgert". (Der Krug ...) „Bis er bricht, so sagt man das ..." (Morgenstund ...) „Wenn schönes Wetter draußen ist, sagt man das. Das ist ein Wahlspruch."

Klinisch wurde nach dem vorliegenden Befunde (Blickschwäche nach rechts, Krämpfe des rechten Armes und Parese desselben) ein Tumor der linken Frontozentralgegend angenommen.

Eine links ausgeführte Arteriographie ergab: Art. cer. ant. auf dem Längsbild nach rechts verschoben. *Sylvi*sche Gefäßgruppe auf der Seitenaufnahme nach unten gedrängt.

Operation (Dr. *Riechert,* 11. 8. 38): Großer linker *Dandy*-Lappen, Stirnhirn geschwollen. Teilweise Resektion der ersten und zweiten Stirnhirnwindung und Eröffnung des Ventrikels, in dem ein großer Tumor sitzt und im Bereiche des Foramen Monroi gestielt ist. Abtragen und Aussaugen des Tumors.

Postoperativer Verlauf komplikationslos.

Mikroskopisch: Hochgradig nekrotischer bzw. hyalinisierter Tumor mit zahl-reichen Gefäßen. Zellen sind nur in wenigen Gebieten zu erkennen, sie liegen geflechtartig, meist um die Gefäße. Sie ähneln dem Maschennetz beim Astrocytom, andererseits könnte man auch — entsprechend der klinischen und operativen Anamnese — ähnliche Bilder bei regressiv veränderten Ependymomen sehen. Die Entscheidung läßt sich am vorliegenden Material nicht treffen.

Diagnose: Unklassifizierter Tumor.

Nach brieflicher Mitteilung bisher anfallsfrei geblieben, fühle sich gesund und arbeitsfähig, führe das früher von ihr betriebene Schuhgeschäft weiter.

Fall 7. L., Berta, 39 Jahre, geb. 1894. Bruder psychotisch, beging Selbstmord. Mann hatte Lues cerebrospinalis. Pat. mittelmäßige Schülerin. Mit 12 Jahren Entfernung einer Kopfgeschwulst, die nach dem Kämmen entstanden sei. Seit 10 Jahren Kopfschmerzen und Anfälle mit Verdrehung der Augen, Zungenbiß und Einnässen. Vor 2 Jahren rechtsseitige Hemiparese mit linksseitigen Pyramiden-bahnzeichen und Sehverschlechterung. Seit 1 Jahr psychisch verändert, wurde empfindlich, mißtrauisch, fühlte sich beobachtet und später besonders sexuell beeinflußt. Die letzten Monate Geruchshalluzinationen. 1933 von Prof. *Holfelder* bestrahlt, worauf die Kopfschmerzen nachließen. 1934 Entlastungsoperation über der Mitte der Stirne. Histologische Untersuchung eines probeexcedierten von links hinten an die Trepanationsöffnung heranreichenden Gewebes ergab Psammo-sarkom. Einweisung wegen paranoischer Erregung bei Hirntumor.

Klinik: 22. 8. bis 22. 10. 34. Linke Scheitelgegend haarlos (Bestrahlungsfolge). Trepanationsdefekt ohne Pulsation. Supraorbitalpunkte beiderseits druckschmerz-haft. Grobschlägiger Einstellnystagmus. Beiderseits Opticusatrophie mit un-scharfen Papillengrenzen. Links totale Atrophie, rechts nasal noch etwas rote Färbung. Beiderseits nahezu Amaurose. Linkes Auge infolge Amaurose in Di-vergenzstellung. Geruch o. B. Zurückbleiben des linken Mundwinkels beim Zähnezeigen. Amusisch, unfähig, ihr bekannte Melodien wiederzugeben. Links gegenüber rechts erhöhte Armreflexe. Beim Händedruck Mitbewegungen des Mundes. Etwas Fingerzittern. Geringes Haltungsverharren der Arme. Rechts abgeschwächte BDR. Grobe Kraft des rechten Beines etwas herabgesetzt, besonders die der Dorsalflexion des rechten Fußes. PSR (+), ASR rechts lebhaft. Bei Augenfußschluß anfängliches Schwanken. Gangabweichung nach rechts. Pat. war zeitweise sehr unruhig, führte laute Selbstgespräche, war gereizt, bezog alle Vorgänge auf sich. Nach 14 Tagen Anfall. Danach weinerlich, schläfrig, ließ Kot und Urin unter sich. Psychisch-experimentell Ausfälle im kombinatorischen Denken.

Krampfanfälle und motorische Amusie bei rechtsseitigen paretischen Zeichen waren das klinische Bild eines linken frontozentralen Tumors.

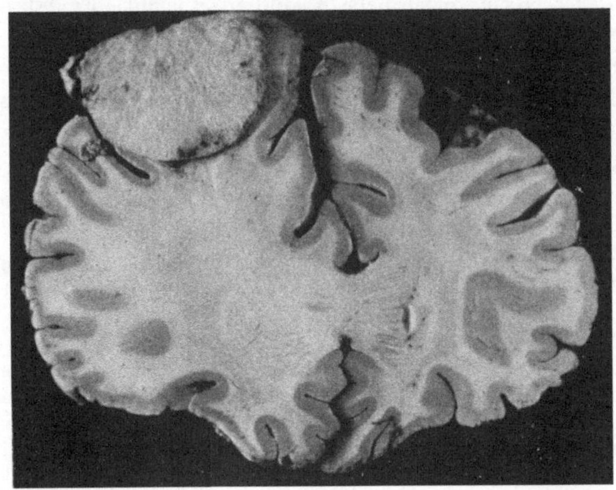

Abb. 5.

Wegen der psychischen Störungen und Geruchssensationen war eine Druckwirkung auf das Orbital- und Zwischenhirn sowie den N. olfactorius oder das linke vordere Riechhirn wahrscheinlich.

Zunehmende Schlafsucht. Bronchopneumonie. Exitus.

Sektion: In der hinteren Hälfte der ersten und zweiten linken Stirnhirnwindung ein gut abgrenzbarer Tumor von 5 cm Durchmesser und $2^1/_2$ cm Tiefe. Auf dem Frontalschnitt durch die größte Ausdehnung des Tumors (Abb. 5) werden die Windungen durch den Tumor stark auseinandergedrängt, das linke Stirnhirn samt Balken um 1 cm über die Mittellinie nach rechts gedrängt.

Mikroskopisch: Tumor aus kleinen Inseln von plattenartigen Zellen, zwischen denen ein reichliches Netz von Balken verquollenen Bindegewebes liegt. Überall Ausbildung kleiner Wirbel, teilweise mit Hyalinisierung und Psammomkornbildung.

Diagnose: Meningeom, hochgradig hyalinisiert (Röntgenbestrahlung?).

Fall 8. L., Hans, 44 Jahre, geb. 1896. August 1935 Anfälle mit Schreien und Bewußtlosigkeit. Sommer 1936 „Anfälle von vorübergehender Schwerbesinnlichkeit", Merk- und Gedächtnisschwäche, Rechenstörung, Neigung zum Witzeln. Januar 1937 bei Prof. *Tönnis*, Würzburg, der einen bis in die Stammganglien reichenden Tumor im hinteren Teil des linken Frontale feststellte. In den letzten Monaten wesentliche Verschlechterung. Nachschleifen des rechten Beines, Schweregefühl und Schmerzen auf der rechten Seite, zunehmende Schwerbesinnlichkeit.

Klinik: 23. 11. 38 bis 6. 1. 39. Nystagmus beim Blick nach links. Fundus o. B. Starke Übererregbarkeit des linken Labyrinths. Mundfacialis- und Hypoglossusschwäche rechts. Spasmus im rechten Arm. Händedruck rechts herabgesetzt. Armreflexe rechts erhöht. Tasterkennen rechts herabgesetzt. Leichte Steifigkeit und Entspannungserschwerung im rechten Bein. PSR und ASR rechts erhöht. Sensibilität rechts herabgesetzt. Linksseitige Apraxie. Leichte Wortfindungsstörung. Neigung zu Haltungsverharren, Greifreflex und Hakeln, links stärker als rechts. Antriebsmangel. Kaum eine spontane Bewegung oder eine sprachliche Äußerung. Örtliche und zeitliche Desorientierung. Merkschwäche. Deutliche Urteilsschwäche. Selbst Begriffs- und Unterschiedsfragen konkreter Dinge werden nicht gelöst. Ohne auch nur den Versuch einer Deutung bleiben die Kombinationsaufgaben. Mangelhaftes Rechnen. Mit Mühe gelingen noch die Aufgaben aus dem kleinen Einmaleins. Keine eigentliche Krankheitseinsicht. Er gab auch auf ausdrückliches Befragen keine Beschwerden an.

Nach diesem Befunde war ein Tumor im Bereich des linken hinteren Stirnhirns (Nystagmus nach links) und des Präfrontalhirns (Antriebs- und Denkstörung) der Zentralwindung (rechtsseitige Parese) mit Beteiligung des Balkens (homolaterale Apraxie) und Druckwirkung auf das Stammhirn (Haltungsverharren, Greifreflex, Hakeln) wahrscheinlich.

Arteriographisch fand sich diese Annahme bestätigt.

Wegen der Ausdehnung des Tumors wurde nur eine Entlastungstrepanation mit Fascienplastik (Dr. *Riechert*) und nachfolgender Röntgentiefenbestrahlung (Prof. *Holfelder*) ausgeführt.

Zwei Wochen nach der Operation trat beim Aufstehen ein Anfall mit Schweißausbruch, Blässe, Drehen der Augen nach links, Verkrampfung der Hände und Erbrechen auf. Die Wortfindungsstörung wurde postoperativ stärker.

Nach der mehrmaligen Strahlenbehandlung munter, lebhaft, erzählt spontan, sagt selbst, daß er jetzt viel reger sei. Er habe darunter gelitten, daß er bisher so still gewesen sei, keine Antworten geben konnte, es sei ihm alles so schwer gefallen. Gestikuliert dabei, lacht, habe den sehnlichen Wunsch, wieder gesund zu werden, arbeite an seinen Gliedmaßen energisch, mache viel Bewegungen, damit die Lähmungen ganz zurückgingen. Noch deutlich merk- und urteilsschwach. Z. B.: (Keine Rose ...) „Die Rose ein stolzes Gewächs, ich weiß nicht, was ich da sonst sagen soll." (Hunger ist ...) „Also da hat man immer einen guten Appetit, also ist es auch gut, was man da ißt." (Geiz) „Leute die glauben, daß sie sich alles nehmen können, Allmeinigkeit, wenn ich irgend etwas ansehe und meine, daß mir das gehört, dann nehme ich mir das." (Mord/Totschlag) „Mord nennt man das, wenn einer mit dem Messer oder einem ähnlichen Instrument erstochen wird, Totschlag, wenn einer mit einer Latte oder ähnlichem totgeschlagen wird."

Nach einer brieflichen Mitteilung vom Mai 1939 gehe es ihm körperlich gut, er arbeite in seiner Gärtnerei.

Fall 9. W., Alfred, 40 Jahre, geb. 1891. Gesund bis 1929, hatte einen Anfall, in dem er sich streckte, auf die Zunge biß und Schaum vor den Mund trat. Beschwerdefrei bis 20. 5. 31. Status epilepticus.

Klinik: 20. 5. bis 6. 6. 31. Kopf nach rechts geneigt. Conjunctival- und Cornealreflex links gegenüber rechts abgeschwächt. Ptosis links. Feinschlägiger Nystagmus beim Blick nach beiden Seiten. Linksseitige Mundfacialis- und Hypoglossusschwäche. Erhöhte Arm- und Beinreflexe. BDR —. Auffallende motorische Schwäche in den Beinen, am stärksten in der Hüfte. Ataxie der Beine bei Zielbewegungen. Erschwerte und verlangsamte Auffassung, Mangel an Produktivität. Bei wiederholten Anfällen Zuckungen im Gesicht und in den Gliedmaßen. Die Beugezuckungen überwogen die Streckerzuckungen. Der rechte Mundwinkel zuckte stärker als der linke. Trotz der organischen Zeichen wurde damals eine Spätepilepsie angenommen. — Die folgenden Jahre wieder beschwerdefrei bis 1933. Anfall. Pat. wurde plötzlich blau im Gesicht, verdrehte die Augen, schaute zur Decke, wurde am Körper steif, war ungefähr 2 Min. bewußtlos. Später mußte er ab und zu unwillkürlich, besonders bei Aufregung, mit der ganzen rechten Schulter zucken. 1934 fiel bei ihm ein gereiztes, leicht aufbrausendes Wesen auf. Juli 1934 plötzlich heftige Kopfschmerzen. August fiel er nach rechts. Schwäche im rechten Bein, das er nachzog. Einige Stunden später Erbrechen. Von da ab bettlägerig. Bei Aufsein Übelkeit. Wurde zusehends schläfriger, benommen, schwerbesinnlich, sprach verwirrt, konnte jedoch, wenn er aufmerksam zuhörte, alles verstehen und richtig antworten. 19. 8. 34 schloß er in einem Anfall die rechte Hand zur Faust, preßte den rechten Arm an den Rumpf und zuckte zweimal mit dem linken Arm.

Klinik: 20. 8. bis 23. 8. 34. Bronchopneumonie des rechten Lungenunterlappens. St. war benommen, widerstrebte, dadurch Untersuchung erschwert. Stauungspapille beiderseits, links mehr als rechts, mit ausgedehnten Blutungen. Zurückbleiben des rechten Mundwinkels beim Sprechen und Lachen. Motorische Aphasie. Der linke Arm wurde zeitweise spontan bewegt, während der rechte bewegungslos dalag und emporgehoben schlaff herunterfiel. RPR und PSR rechts abgeschwächt auslösbar. Kreislaufschwäche. Exitus.

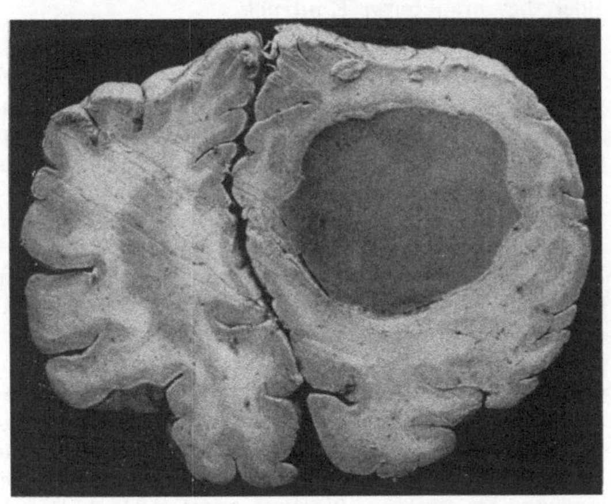

Abb. 6.

Die Diagnose eines linksseitigen frontozentralen Tumors war nach dem Befunde (Kloni der rechten Schultermuskulatur, rechts betonte Zuckungen des Gesichts im Anfall, rechtsseitige schlaffe Hemiparese, motorische Aphasie) gegeben. Die übrigen, psychischen Symptome (aufbrausendes Wesen, Benommenheit, Schlafsucht) waren Zeichen einer diencephalen Beteiligung.

Sektion: Großer, polwärts schwammiger, dann sulzig-homogener, gut abgekapselter Tumor des linken Frontalmarkes, der in die Rinde des Poles dringt, medial an die Oberfläche reicht und die rechte Hemisphäre verdrängt, Rinde und Eigenmark von F_1 und F_2 freiläßt, die Orbitalwindungen nach außen verdrängt (Abb. 6) (Frontalschnitt vor hinterem Drittel von F_1 und F_2, durch die Mitte der Orbitalregion) und nach hinten in Höhe der Präzentralis wie im unteren Markgebiet sich ausdehnt, Ventrikel und Balken nach dorso-medial und rechts verdrängend.

Mikroskopisch: Lockerer, zellarmer Tumor aus kleinen, netzartig gelagerten, zum Teil auch gigantocellulären Astrocyten in großen Bezirken mit Neigung zur Ausbildung von Cysten, teilweise reichlich faserbildend; wenig Gefäße ohne Wucherungserscheinungen.

Diagnose: Astrocytom (vorwiegend fibrillär).

Fall 10. H., Wilhelm, 59 Jahre, geb. 1878. Erschwerte Geburt, angeborene Kyphoskoliose, Schwachsinn. Der ebenfalls verkrümmte Zwillingsbruder starb bei der Geburt. 1936 stark verlangsamt und schleppend in seinen Bewegungen, brauchte Stunden, um im Keller Kohlen zu holen. Keine Energie, kein Interesse, Vergeßlichkeit. Seinen Schrebergarten ließ er von Verwandten bestellen, während er zuschaute. Die Erbsenreiser ließ er auf dem Felde liegen, ohne sie einzustecken. Stumpf und gleichgültig. Blieb zu Hause. Machte im Gegensatz zu früher keine Spässe mehr. Sprach immer weniger; schließlich fast gar nichts mehr. Wurde schreckhaft, fuhr bei körperlicher Berührung zusammen. Vor einem halben Jahr Schwäche in beiden Füßen, seit einem Vierteljahr Tränen des linken Auges, das immer kleiner wurde. Von je denkschwach, machte jedoch in letzter Zeit einen noch beschränkteren Eindruck.

Klinik: 9. 8. bis 9. 12. 37. Etwas großer Unterkiefer, Mund, große Nase. Puls 70/1 Min. RR 115/65. Kopf diffus klopfempfindlich. Nervenaustrittsstellen links mehr als rechts druckempfindlich. Ptosis links. Amaurotische Pupillenstarre links. Beiderseits ausgesprochene pilzförmige Stauungspapille mit zahlreichen Blutungen und knäuelförmigen neugebildeten Gefäßen. Feinschlägiges Spreizzittern beider Hände. Innenohrschwerhörigkeit links, mäßige Übererregbarkeit des rechten Labyrinths. Gordon rechts positiv. Oppenheim beiderseits positiv, später nur Verdacht auf Oppenheim links, sonst keine Zehenzeichen. Niemals Spasmen. Erst später Stammhirnzeichen wie Haltungsverharren, Gegenhalten, Greifreflex, links mehr als rechts. Leichtes Schwanken beim Romberg. Hochgradiger Ausfall an Spontanbewegungen. Lag bewegungslos im Bett. Kein Interesse an der Umgebung, stumpf und gleichgültig. Wenn überhaupt, dann nur belanglose Beschwerden. Keinerlei Einsicht in den Ernst der Lage. Keine spontanen Äußerungen, nur unter dauerndem Drängen wird langsam geantwortet. Mangelhaftes Wissen und alogische Demenz. Zeitliche und ausgesprochene räumliche Desorientierung. Fand nicht zur Toilette, legte sich in fremde Betten, in falscher Richtung in sein eigenes. Im weiteren Verlauf unter deshydrierender Behandlung vorübergehende Besserung, dann Rückgang, Bewußtseinstrübung, delirante Unruhe, kramte in seinem Bett herum, rief nach seinen Angehörigen. Beiderseits vollständige Amaurose. Exitus.

Das hier vorherrschende Zeichen eines allgemeinen schweren Antriebsmangels führte zur Annahme eines linksseitigen Präfontaltumors. Die amnestischen Zustände waren als Druckwirkung auf das Zwischenhirn anzusehen. Die später auftretenden Stammhirnzeichen zeigten eine Ausdehnung des Tumors nach hinten an.

Das Arteriogramm (Dr. *Riechert*) sprach in demselben Sinne. Die Art. cerebri ant. war nach unten rechts, der Anfangsteil der *Sylvi*schen Gefäßgruppe nach unten hinten gedrückt. Ausdehnung des Tumors, Alter und Verwachsung des Pat. machten eine Trepanation unmöglich.

Sektion: Apfelgroße Vorwölbung am linken Orbitalhirn. Frontalschnitt II (Abb. 7) durch das hintere Drittel von F_1 läßt auf dem linken Hemisphärenquerschnitt einen apfelgroßen, ziemlich gut abgegrenzten Tumor erkennen. Er verdrängt nach oben den eben angeschnittenen Ventrikel und den Balken, nimmt das ganze Gebiet des Cyrus subcallosus ein, wölbt sich nach rechts vor und verdrängt den rechten Cyrus subcallosus nach rechts. Nach unten dringt er in das Gebiet des gesamten Orbitalhirns ein, dessen Windungsstrukturen nicht mehr erkennbar sind. Nach lateral reicht der Tumor bis an das Mark der F_3. Nach vorn reicht der Tumor bis zum Pol, nach hinten in den unteren Teil der inneren Kapsel, des Pallidum, verdrängt die Stammganglien und das Ventrikelsystem nach rechts, schiebt sich bis ins Mark des Schläfelappens vor, zerstört Rinde und Eigenmark von T_5, Tractus opticus, Chiasmagebiet und darüberliegende Windungen.

Mikroskopisch: Hochgradig nekrotischer Tumor aus spindeligen, in Zügen und Wirbeln gelagerten Zellen mit vielen unruhigen Gefäßen, zum Teil großen Kalibers, mit Pseudopalisadenstellung der Zellen am Rande der Nekrosen und deutlich infiltrierendem Wachstum in den Randpartien.

Diagnose: Glioblastoma multiforme (fusiforme).

Fall 11. M., Elisabeth, 38 Jahre, geb. 1887[1]. 1910 rechtsseitige Mittelohrentzündung und Antrotomie. März 1926 Anfälle mit Kopfdrehung nach rechts, Zuckungen in beiden Armen und nachfolgender Schwäche im rechten Arm und Bein.

Marienkrankenhaus, Frankfurt a. M., 9. 4. bis 13. 4. 36. Temperaturerhöhung bis 39⁰. Leukocytose von 19000. Liquor: Druck erhöht, Zellvermehrung, Pandy ++. Rechtsseitige schlaffe Parese, beiderseits positiver Babinski. Anfälle mit vollständiger Amnesie. 12. 4. motorische Unruhe mit Wahnvorstellungen.

Klinik: 13. 4 bis 12. 5. 26. Stirn-Scheitelgegend beiderseits klopfempfindlich, später nur linke Kopfseite. Fundus hypertonicus. Feinschlägiger horizontaler Nystagmus, mehr beim Blick nach links als rechts. Mundfacialisschwäche rechts. Vorbeizeigen des rechten Armes nach rechts. Adduktorenspasmen der Beine, leichte Hypotonie beiderseits, PSR ++, links mehr als rechts, ASR ++, rechts mehr als links. Oppenheim und Gordon links mehr als rechts positiv. Oberkörper nach rechts geneigt. Fallneigung nach rechts. Erregter Dämmerzustand, nach 2 Tagen abklingend, schwerbesinnlich, Wortfindungserschwerung. Rückgang der psychischen und ueurologischen Symptome bis auf: Nystagmus nach links, Mundfacialisschwäche rechts, erhöhter ASR rechts.

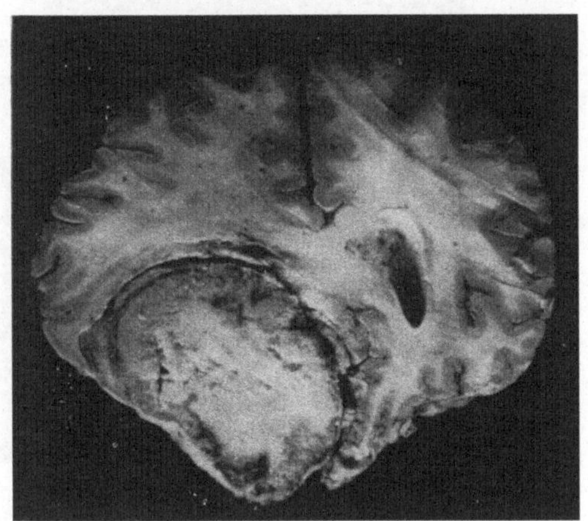

Abb. 7.

Diagnose: Meningitis serosa nach Influenza?

Beschwerdefrei bis Juni 1928. Dann Kopfschmerzen und Zuckungen in der linken Gesichtshälfte, zuletzt Erbrechen.

Klinik: 30. 8. bis 27. 10. 28. Puls 52/1 Min. Subfebrile Temperaturen. Ptosis links, linke Pupille weiter als rechte. Abducensparese links. Nystagmus mehr nach rechts als nach links. Stauungspapille beiderseits, links mehr als rechts. Blickschwäche nach rechts. Leichte Innenohrschwerhörigkeit beiderseits und Untererregbarkeit des linken Labyrinths. Mundfacialis- und Hypoglossusschwäche rechts. Händedruck rechts schwächer als links. Armreflexe nicht oder nur schwach auslösbar. Zutiefeinstellung des linken Armes. Grobe Kraft des rechten Beines herabgesetzt. PSR und ASR rechts gegenüber links erhöht. Babinski und Oppenheim rechts positiv. Vorbeizeigen nach links, Fallneigung nach links. Leichte Wortfindungsstörung und gelegentlich Paraphasien. Kernig beiderseits positiv. Anfangs wieder dämmrig — amnestischer Zustand mit Beziehungsideen. Ihr Mann

---

[1] Siehe auch *Kleist:* Gehirnpathologie, S. 1241.

habe sie vergiftet, infiziert, sei schlecht gegen sie, sie wolle sich deshalb scheiden lassen, die sie quälenden Schmerzen kämen vom Mann. Somatopsychische Veränderungen: sie sei anders, ihre Stimme, ihre Augen hätten sich geändert. — Im Laufe des September Besserung. Eine gewisse paranoische Haltung noch unverkennbar. Stauungspapille nur noch links vorhanden. — Entlassung.

Nach 2 Monaten Kopfschmerzen, Magenkrämpfe, auffallend still und depressiv. *Klinik:* 6. bis 15. 1. 29. Rechtsseitige Hemiparese, Zwangsgreifen und Neigung zu Haltungsverharren links. Leichtes Gegenhalten rechts, beiderseits Hakeln. Störung der Wortfindung. Benommen, schläfrig, kaum zu einer motorischen Reaktion zu bringen, antwortet selten. Während bei der letzten klinischen Beobachtung ein Tumor für möglich gehalten wurde, schien er jetzt sicher. Es wurde

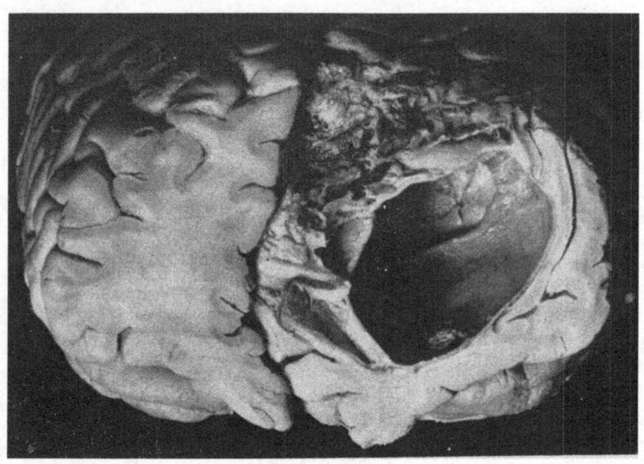

Abb. 8.

wegen der stärker gewordenen amnestischen Aphasie ein Tumor des linken Schläfelappens angenommen.

Klärung brachte erst die Sektion. Pat. starb nach einer temporalen Trepanation in der Ohrenklinik. Es fand sich ein kindsfaustgroßer, bräunlich-schwarzer Tumor mit einer Cyste von Eigröße und diffus infiltrierendem Wachstum im Polgebiet des linken Stirnhirns, die Rinde der medianen und dorsolateralen Windungen zerstörend (F_1 und zum Teil F_2), nach hinten in das Eigenmark von F_3 einwachsend mit starker Hirnschwellung der linken Hemisphäre. Auf Frontalschnitt I (Abb. 8) ist die Cyste mit der ihr anhängenden Tumormasse median und dorsolateral zu sehen. Von einem Hemisphärenmark ist nichts mehr zu erkennen. Die rechte Hemisphäre ist zusammengedrückt.

Mikroskopisch: Zellreicher, kleinzelliger Tumor mit Neigung zur Cystenbildung. Die runden Kerne liegen häufig in einem vakuoligen Netzwerk, oft zu mehreren beieinander. Keine Verkalkung, einige Mitosen, große und mittelgroße Gefäße, zum Teil in Netzform mit mäßigen Wucherungserscheinungen.

Diagnose: Oligodendrogliom?

Erörterungen zu I.

Im Anschluß an die Darstellung der linksseitigen Tumoren sollen folgende Symptome wie Anfälle, Motilitätsstörungen, innervatorische

Apraxie, Wendungs-, Haltungs- und Gleichgewichtsstörungen besprochen werden. Die übrigen, der Gruppe II und III angehörenden Tumoren werden ebenfalls, soweit sie vorgenannte Störungen boten, herangezogen.

Anfälle.

Reizerscheinungen der Felder $6a\beta$ (Rumpf und Kopf) und $8\alpha\beta\delta$ (Augen) am Fuße der ersten und zweiten Stirnhirnwindung stellen die *Adversivkrämpfe* dar, wie es *Vogts* und *Foersters* elektrische Untersuchungen am Affen- und Menschenhirn zeigten. Sie bestanden *bei 7 einseitigen, davon 5 linksseitigen* Tumoren und begannen mit kontralateralen Bewegungen des Kopfes, Rumpfes und der Augen. Die von Feld $6a\beta$ ausgehenden Adversivkrämpfe waren häufiger (5) als die des Feldes $8\alpha\beta\delta$. In einem Falle (Nr. 4) entsprach das Krampfbild dem *Foerster*schen extrapyramidalen Frontalfeldanfall $(6a\beta)$: Kopfdrehung nach rechts und tonisch-klonische Krämpfe des rechten Armes und Beines. Die übrigen 4 Fälle wichen davon ab. Bei ihnen waren die Adversivkrämpfe begleitet von zugleich *beidseitigen,* aber kontralateral stärkeren Zuckungen (Fall 5), beidseitigen und gleichmäßigen Zuckungen der oberen Extremitäten (Fall 11), worauf *Kleist* (Gehirnpathologie S. 937, 958) unter Berücksichtigung von *Vogts* ähnlichen Reizergebnissen hinwies, und schließlich gegliederten Krämpfen von C.a.-Charakter (Fall 19): an der kontralateralen Schulter beginnend und zur Hand fortschreitend (Gries, linksseitiges postfrontales Astrozytom, kontralateral von Bein zu Gesicht sich ausdehnend, dann ipsilateral, später Wechsel der Krampfform in: gleichzeitig beidseitig aber kontralateral stärker).

Eine *Aura* fehlte bei diesen Anfällen. Sie war vorhanden, und zwar *sensibel* bei Fall 21, 27 und 28. In allen 3 Fällen bestanden Sensibilitätsstörungen, wie Hypästhesie und Astereognosis, so daß eine C.p.-Beteiligung damit erwiesen ist. Bei Fall 21 folgten auf die Aura Zuckungen der linken Hand, zeitweise des linken Gesichts und am Ende des Anfalles Parästhesien des Kopfes. Bei Fall 27 waren Geruchs- und Geschmackssensationen wie Gefühllosigkeit des linken Mundwinkels im Anfall mit linksseitigen Gesichtszuckungen verbunden. Sie entsprechen den *Foerster*schen Retrozentralfeldanfällen. Bei Fall 28 bestand neben einer sensiblen Aura und kontralateralen somatotopisch gegliederten Krämpfen eine krampfhafte kontralaterale Kopfneigung, also neben einer Beteiligung der Felder 3, 1, 2 und 4 auch eine solche des Feldes $6a\beta$.

Isolierte fokale Krampferscheinungen ohne weitere Krampfausdehnung wurden gelegentlich beobachtet (z. B. Fall 9: rechte Schulter).

Generalisierte Anfälle bestanden bei einem beide Stirnhirnpole komprimierenden Knochentumor (Fall 23). Desgleichen wurden Anfälle ohne Herdcharakter bei doppelseitigen Stirnhirnbalkentumoren (Fall 12, 16) beobachtet. Im Fall 16 traten später Adversivkrämpfe hinzu (Linkswendung der Augen und Linksdrehung des Rumpfes). Fall 15 aus derselben Tumorgruppe hatte in 3 Jahren *6 Anfälle von Bewußtlosigkeit ohne Krämpfe.* 1 Woche nach der Arteriographie trat folgendes Krampfbild auf: Kopf-Augendrehung nach rechts, Zuckungen im rechten Mund- und übrigen Facialisgebiet, tonisch-klonische Krämpfe im rechten Arm, auf das Bein sich fortsetzend dann allgemeine Krämpfe — Pause — Kopf- und Augendrehung nach links, Zuckungen im linken Mund- und übrigen Facialisgebiet, tonisch-klonische Krämpfe im linken Arm, dann Bein, allgemeine Krämpfe.

Hin und wieder wurden gegen Ende der Anfälle *Halsreflexhaltungen* beobachtet, wie wir sie auch in unserem Film „Erbliche und erworbene Epilepsie" zeigen konnten. Z. B. war bei Fall 32, dessen Anfälle mit Kopfdrehung nach links, Beugen des linken Armes und Anheben des linken Beines, sowie klonischen Zuckungen im linken Arm einhergingen, am Ende des Anfalles der Kopf nach rechts gedreht, rechter Arm gebeugt und linker Arm gestreckt.

In 3 Fällen kann eine *erbliche Komponente* eine Rolle gespielt haben (Fall 12: Vater „epileptiforme" Anfälle; Fall 30: Verwandte psychopathisch, Bruder Bettnässer, selbst früher dämmerige Zustände; Fall 19: u. a. Vater Potator, Bruder Linkser, Schwester Neigung zu Ohnmachten).

Im ganzen hatten 20 der beschriebenen 32 Kranken Anfälle, hiervon 10 als erstes Symptom. Bei 6 blieben die Anfälle die einzige Krankheitserscheinung bis zur Aufnahme. Zwei davon wurden im Status epilepticus aufgenommen.

Diesen Reizerscheinungen stehen die Ausfallserscheinungen der frontomotorischen Felder (6a, 6aβ und 8$\alpha\beta\delta$, 44a) und der Area pyramidalis (4) gegenüber.

Motilitätsstörungen.

Am häufigsten war eine *kontralaterale Mundfacialisschwäche,* die *Vincent* als ein Kardinalsymptom der Frontaltumoren bezeichnet und von einer Reihe Autoren wie *Brandan-Caraffa, Kolodny Puusepp* usw. ebenfalls besonders hervorgehoben wird. *Kontralaterale Hypoglossusparese* fand sich als zweithäufigstes Symptom.

Zahlreich waren die *schlaffen und spastischen Mono- und Hemiparesen der kontralateralen Gliedmaßen.* Oft sind sie nur latent und wenig ausgeprägt, manchmal anfallsweise vorhanden (Fall 27: leichte Schwäche und Gefühllosigkeit des linken Mundwinkels; Fall 6: Krampf im rechten Arm und Beinschwäche; Fall 11: Zuckungen in beiden Armen und nachfolgende Schwäche im rechten Arm und Bein). Ort ihres Beginnes und Art der Ausdehnung konnte von lokaldiagnostischer Bedeutung sein, z. B. die im linken Fuß einsetzende Hemiparese bei einer Carcinommetastase in der ersten, rechten und hinteren Stirnhirnwindung mit Erweichung der benachbarten C.a. und C.p. (Fall 28) oder die rechtsseitige Beinparese mit besonderer Beteiligung der Dorsalflexion des

Fußes bei einem Psammosarkom über der hinteren Hälfte der linken F_1 und F_2 (Fall 7).

Im letzteren Falle bestanden auch *Blasen- und Mastdarmstörungen*, was mit der Nachbarschaft des Blasen- und Mastdarmzentrums (*Kleist* und *Foerster*) mit dem Fußzentrum im tiefsten Teil des Parazentralläppchens zusammenhängt. Bei den übrigen mit Blasenschwäche einhergehenden Tumoren waren doppelseitige Paresen vorhanden (Fall 5): rechtsseitige Hemiparese, Fußklonus und Babinski beiderseits; Fall 11: beginnende spastische Paraparese der Beine, Dorsalflexion des Fußes rechts null, links schwach; Fall 30: Paraparese der Beine, Streckschwäche der Füße, rechts überwiegend; Fall 31: Paraparese der Beine, links mehr als rechts). Die doppelseitigen Paresen überwogen die einseitigen Paresen. Es mußte demnach für einen deutlichen Funktionsausfall meist das Blasenzentrum beider benachbarter Parazentralläppchen gestört sein, was mit den Kriegserfahrungen *Kleists* und *Foersters* ebenfalls übereinstimmt. Bei doppelseitigen Stirnhirnbalkentumoren mit einseitigen paretischen Erscheinungen und vorherrschendem Antriebsmangel war die Blasenstörung (Fall 16, 17) eine Teilform der Antriebsschwäche. Es fehlte dann selbst der Antrieb zu den für die Verrichtung der Notdurft notwendigen Bewegungen. Bei Fall 18 war das Einnässen auf die Benommenheit zurückzuführen, während bei den vorher aufgezählten Kranken zur Zeit der Blasenstörung keine Zeichen einer Bewußtseinstrübung bestanden, die die Störung hätte bedingen können.

Tonusherabsetzungen waren selten. Sie war bei Fall 29 und Fall 18 nachweisbar, betraf bei Fall 29 beide Arme und bei Fall 18 sämtliche Gliedmaßen. In beiden Fällen ging sie mit Hyporoflexie einher und war Folge eines auf die hinteren Wurzeln wirkenden erhöhten Lumbalinnendruckes. Bei Fall 31 bestanden mehrere Tonusänderungen gleichzeitig; am linken Arm Hypotonus und Hyporeflexie (schlaffe Parese), am linken Bein Hypertonus, Hyperreflexie und Fußklonus (spastische Parese) und am rechten Arm Rigor mit Haltungsverharren, Gegenhalten, Mitmachen und alternierender Bewegungsunruhe (Stammhirnsyndrom).

Innervatorische Apraxie.

Die von *Kleist* als Verlust der Fähigkeit zur Verknüpfung und Isolierung von Einzelinnervationen formulierte Störung ist nicht häufig. Sie ist, was besonders die anatomisch und klinisch circumscripten Fälle des Weltkrieges zeigten, eine Ausfallserscheinung des Feldes 6aα. Paretische Erscheinungen begleiten diese apraktische Störung, sind aber nicht derart, daß sie diese apraktische Störung bedingen könnten, wie *Foerster* meint. Ähnlich der somatotopischen Gliederung des Feldes 4 erhalten wir bei Schädigungen des oberen Viertels des Feldes 6aα eine innervatorische Apraxie der Rumpf- und Beinbewegungen, der beiden

mittleren Viertel eine innervatorische Apraxie der Hand und des unteren
Viertels eine innervatorische Apraxie der Bewegungen von Gesicht,
Zunge und Kopf.

Tierexperimentelle Untersuchungen sprechen für diese Anschauungen.
So fand *Vogt* bei niederen Affen nach Verletzung der Felder 6aα und 6b
Störungen der Geschicklichkeit. *Fulton*, auf dessen Untersuchungen
Foerster verweist, analysierte am Schimpansen motorische Ausfalls-
erscheinungen und nennt den Verlust der „skilled movements" ein
Kennzeichen des Area 6-Syndroms.

Innervatorische Apraxie des Stehens und Gehens, Stand-Gangapraxie,
ohne Gleichgewichtsstörungen und ohne völlige Stellunfähigkeit fand
sich bei 3 Kranken. Fall 5, ein linksseitiger postfrontaler Prozeß mit
rechtsseitiger Parese, spastischen Zeichen am linken Bein und Blasenschwäche, stand und ging unsicher, schwankend. Beim Aufrichten
gingen die Beine hoch, was an die gestörte Koordination der Rumpf-
und Beinbewegungen der cerebellaren Rumpfasynergie erinnert. Fall 29
Gliom des rechten Frontalmarkes, das vom Pol bis zum Balken und an
das Eigenmark der F_1 und F_2 reichte, konnte vor Auftreten einer Beinparese und Blasenschwäche nicht mehr allein gehen. Zuerst habe er
noch allein aufstehen können, dann sei alles unmöglich gewesen. Er
könne nicht einmal mit Unterstützung gehen, knicke ein beim Gehen.
Fall 13, ein doppelseitiger Stirnhirnbalkentumor mit beidseitiger links-
überwiegender, besonders den Fuß betreffenden Beinparese und einer
Blasen-Mastdarmschwäche, ging langsam und schwerfällig, konnte sich
nur mühevoll aufrichten. Ähnliche klinische Beschreibungen bei Frontaltumoren liegen bei *Gerstmann* und *Schilder* u. a. vor.

Eine *innervatorische Apraxie der rechten Hand* stand neben einer
anfänglich sehr geringen rechtsseitigen Parese im Vordergrund des
klinischen Bildes bei Fall 2, einem linksseitigen Frontaltumor. Erst
später nahm die Parese zu. Es traten motorisch-aphasische Störungen
auf. Das klinische Bild der Störung wurde bereits eingehend geschildert.
Es waren die feinen, mehr isolierten Bewegungen gestört. Sie waren
erschwert, verlangsamt, steif und ungeschickt. Bewegungsverwechs-
lungen wie bei der ideokinetischen Apraxie wurden nicht beobachtet.
Eine innervatorisch-apraktische Störung der rechten Hand lag noch
bei Fall 18 vor, einem doppelseitigen linksüberwiegenden Oligodendrogliom. Auch hier waren, wie gezeigt, die feinen Handfingerfertigkeiten
gestört.

Eine homolaterale innervatorische Dyspraxie der Hand gibt es nicht.
Die linksseitige Dyspraxie bei Fall 5 war eine ideokinetische und wies
auf eine Balkenbeteiligung (Balkenapraxie). Hier wurden die Bewegungen verwechselt. Die gröberen Bewegungen wie Händeklatschen,
Drohen usw. waren gestört.

Auch die dritte Teilform der innervatorischen Apraxie, die *inner-vatorisch-apraktische Störung der Bewegungen von Gesicht, Zunge und Kopf* wurde beobachtet. Sie ist im Gegensatz zur einseitigen inner-vatorischen Apraxie der Hand eine doppelseitige Störung. Fall 17, deren Stirnhirnbalkentumor links bis in die Rinde von F_1, F_2 und F_3 sowie die innere Kapsel vordrang, zeigte zunehmende apraktische Störung der Gesichtsbewegungen, insbesondere Ungeschicklichkeit der Zungen-bewegungen mit Störung der Lautbildung (motorische Aphasie, Dys-arthrie bis Anarthrie oder Lautstummheit) und Melodienstummheit (Un-fähigkeit, Melodien nachzusingen, bei erhaltenem Melodienverständnis). Fall 4 mit einem linksseitigen Glioblastom, das die Pars basilaris der F_3 durchsetzte und in das Eigenmark der unteren C. a. wie in den vorderen Schläfelappen reichte, war zeitweise unfähig, die Zunge herauszustrecken. Stufenweise wurden seine sprachlichen Leistungen abgebaut, zuerst war es eine partielle Lautstummheit (aphasische Dysarthrie), dann eine Wortstummheit, der sich schließlich eine Namen(Spontan-)stummheit anschloß. Die vorhandenen literalen und verbalen Paraphasien waren nicht der Ausdruck der Störung der Lautbildung, sondern auf die noch bestehende Herabsetzung des Sprachverständnisses zurückzuführen.

Wendungs-, Haltungs- und Gleichgewichtsstörungen.

Entsprechend den bei Anfällen beobachteten kontralateralen Blick-wendungen wie Kopf- und Rumpfdrehungen ist bei Schädigung der Adversivfelder $6a\beta$ und $8\alpha\beta\delta$ eine kontralaterale Wendungs- und Hal-tungsschwäche zu erwarten. Dies traf ohne Einschränkung für das Blickfeld zu. Fall 3, linksseitiges postfrontales Astrocytom mit F_2-Be-teiligung, leichte Blickschwäche nach rechts. Fall 26, rechtsseitiges Meningeom des mittleren und hinteren Drittels von F_2, Unsicherheit und Unbeständigkeit der Augeneinstellung nach links. Fall 17, doppel-seitiges, linksüberwiegendes Glioblastom mit Beteiligung der linken F_1 und F_2, verlangsamte Blickbewegung nach rechts. Fall 31, rechtsseitiges Glioblastom mit Beteiligung des mittleren und vorderen Drittels von F_1 und F_2, Blickschwäche nach links und oben. Fall 11, präfrontale Car-cinommetastase in der linken Hemisphäre mit F_1- und F_2-Beteiligung, Blickschwäche nach rechts.

Bei Fall 26 bestand außerdem eine Neigungstendenz des Oberkörpers nach rechts und eine behinderte Linksdrehung des Kopfes. Diese kon-tralaterale Wendungsschwäche und homolaterale Wendungstendenz war nach den Reiz- und Ausfallserscheinungen des Blickfeldes zu erwarten. Widersprechend war die kontralaterale Haltungsneigung bei Fall 11; Neigung des Oberkörpers nach rechts. *Kleist* sieht in diesem regelwidrigen Verhalten den Einfluß des mitgeschädigten andersseitigen Stirnhirns oder der dem Herde kontralateralen Hemiplegie.

Weit weniger eindeutig waren die *Gleichgewichtsstörungen*. Analog den Wendungs- und Haltungsstörungen erwartet man homolaterales Fallen und Vorbeizeigen bei Zerstörung entsprechender Felder infolge Überwiegens der unbeschädigten Felder der anderen Seite. Dies traf auch in einigen Fällen zu. Fall 25, rechtsseitiges Astrocytoma fibrillare des Frontalmarkes mit F_2-Beteiligung, Abweichen des ausgestreckten linken Armes nach rechts, beim Sitzen und Stehen Überhängen des Oberkörpers nach rechts und hinten, Gangabweichung nach rechts. Fall 27, ausgedehntes subcorticales Gliom des rechten Frontallappens, Abweichen des linken Armes nach rechts. Fall 11, anfangs kontralaterales Vorbeizeigen und Fallen, dann im vorgeschrittenen Stadium homolateral. In anderen Fällen erfolgte kontralaterales Fallen und Vorbeizeigen, seitenunbestimmtes Schwanken, abwechselnd rechts oder linksgerichtetes Fallen, schließlich auch Fallen nach hinten. Es dürften eben auch hier Mitschädigungen der anderen Hemisphäre oder der zahlreichen tiefer gelegenen Stätten der Gleichgewichtserhaltung eine Rolle spielen, wofür die vorhandenen labyrinthären, bulbären und cerebellaren Begleiterscheinungen sprechen. Dies veranlaßte *Kleist* zur Auflösung des *Bruns*schen Begriffes der frontalen Ataxie. Während *Bruns, Gerstmann, Grahe, Voß* u. a. die statischen Felder im Polgebiet suchen, nehmen sie *Kleist* und *Foerster* weiter hinten an. *Kleist* vermutet nach seinen Kriegserfahrungen das Feld 8, *Foerster* das Feld 6aβ, nach dessen Excision eine Gang- und Standstörung mit einer Neigung allerdings, nach der herdgekreuzten Seite zu fallen, auftrat.

Gerstmann beschrieb bei Stirnhirntumoren neben einer homolateralen Drehtendenz auch homolaterale Spontandrehungen des Körpers, die nur bei aufrechter Körperstellung und besonders schmalspurigem Stehen des Kranken auftraten.

II. Doppelseitige Tumoren.

Fall 12. H., Luise, 48 Jahre, geb. 1881. Vater hatte epileptiforme Anfälle mit geistigen Störungen bei nicht geklärtem Grundleiden. H. gute Schülerin. Später unglückliche Ehe. Vor 10 Jahren Staroperation. Vor 8 Monaten erster Anfall. Wiederholung desselben vor 8 und 3 Wochen. Einlieferung im Status epilepticus. Anfälle gingen mit Schreien, Zuckungen im Gesicht und in allen Gliedern einher.

Klinik: 10. 10. 29 bis 28. 11. 29; 19. 12. 29 bis 28. 1. 30; 9. 1. 30 bis 16. 5. 30. Rechtshaltung des Kopfes. Stauungspapille beiderseits, links ausgeprägter als rechts. Nystagmus beim Blick nach beiden Seiten in Endstellung, rechts stärker als links. Vorbeizeigen beiderseits nach links. Grobe Kraft des rechten Armes etwas herabgesetzt. PSR lebhaft. ASR rechts lebhafter als links. Babinski rechts positiv. Gangabweichung nach rechts. Fallneigung nach rechts und links. Störung der Wortfindung, verbale Paraphasien. Leichte amnestische Dyspraxie beiderseits. Haltungsverharren, Gegenhalten, Echopraxie, Echolalie, Perseveration. Örtlich und zeitlich desorientiert, merkschwach, Konfabulationen. Zeitweise Rede- und Bewegungsdrang mit Iterationen, akustischen Halluzinationen, dann wieder bewegungsarm, verlangsamt, akinetisch. Affektlabilität, wechselnd gehobene und gedrückte Stimmung. Stumpfes Wesen. Schläfrigkeit. Alogische Störungen.

Nach diesem klinischen Befunde war an einen schnellwachsenden und ausgedehnten Tumor des linken Stirnhirns (rechtsseitige Pyramidenbahnzeichen, Anfälle, Antriebsschwäche, alogische Demenz) mit Schädigung des Zwischenhirns (amnestische, affektive Störungen, Halluzinationen, Gegenhalten) und des Pallidostriatums (Haltungsverharren, Iterationen) sowie des Balkens und der Parietotemporalregion (beiderseitige Dyspraxie und sensorische Aphasie) zu denken.

Verlegung nach der chirurgischen Klinik. Dort Trepanation (Prof. *Schmieden*) über dem linken Stirnhirn. Es fand sich ein diffus ausgebreiteter Tumor, der sich

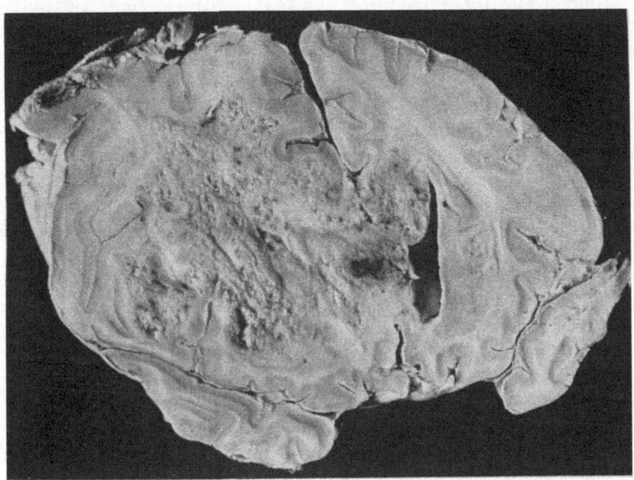

Abb. 9.

als inoperabel erwies. An der Trepanationslücke entstand ein Prolaps. Die rechtsseitigen paretischen Erscheinungen und die Wortfindungsstörungen verstärkten sich. Wegen zunehmenden Hirndruckes rechtsseitige temporale Entlastungsoperation (Dr. *Peiper*). 5 Monate später Exitus.

Sektion: Die linke Hemisphäre ist größer als die rechte. Von der linken F_2 geht ein faustgroßer Prolaps aus, ein zweiter von Eigröße findet sich am rechten Schläfelappen. Eine weiche, unscharf begrenzte, graugrünliche, lateral und zentral mit frischen Blutungen durchsetzte Tumormasse erfüllt das gesamte linke frontale Hemisphärenmark, infiltriert die dorsolaterale und mediane Rinde, dringt in das Striatum durchsetzt den Balken und reicht in die rechte Hemisphäre.

Siehe abgebildeten Frontalschnitt III (Abb. 9), der durch die hintere Gegend der C. a. geht. Die linke Hemisphäre ist um die Hälfte größer als die rechte. Man sieht deutlich, daß der Prolaps von der linken F_2 ausgeht. Der linke Schläfelappen ist stark zusammengepreßt, die rechte Hemisphäre in mediolateraler Richtung verjüngt. Der rechte Schläfelappen zeigt eine Zerstörung der T_1 und T_2. Das linke Hemisphärenmark ist in toto von Tumormasse eingenommen. Diese wächst überall gegen die Rinde vor, zerstört sie hier aber nur im Gyrus supramarginalis. Von den zentralen Ganglien ist links nur der caudale Teil von Putamen, innerer Kapsel und Caudatum zu erkennen. Der Ventrikel ist ganz ausgefüllt. Das rechte Caudatum ist abgeflacht und die innere Kapsel verschmälert.

Mikroskopisch: Locker, netzig gebauter Tumor mit hochgradigen Nekrosen in der Tiefe, zahlreichen, unruhig gebauten Gefäßen, Wucherungen, Glomeruli. Die Zellen der Geschwulst sind anscheinend spindelige, zarte, plasmatische (spongio-blastenartige Elemente. Nähere Beschreibung auf Grund der vorliegenden Schnitte nicht möglich. Diagnose: Glioblastoma multiforme (entartetes Astrocytom?).

Fall 13. Sch., Valentin, 41 Jahre, geb. 1887[1]. Linkser. 1917 Stirnbeinver-letzung im Felde (Artilleriegeschoß). Rö-Schädel: Haselnußgroßer Defekt des rechten Stirnbeines. Bewußtlos, 10 Tage benommen, dann ängstlich, gedrückt und langsam. Als Lederarbeiter angelernt, jedoch nicht mehr voll arbeitsfähig geworden. Klagen über Kreuz- und Gliederschmerzen sowie Schwindel. 1927 anfallsweise komisches Gefühl im ganzen Körper. Bewegungen der Hände un-sicher, als stünden sie unter fremdem Zwang. Unfreiwilliger Stuhlabgang. Ver-geßlich. Trank plötzlich stark. Leicht erregbar. Schweifte in der Unterhaltung ab. Arbeitete nur sehr schwer und langsam. Kopfschmerzen und Erbrechen. Belästigte die Umgebung. Deshalb vom Hirnverletztenheim nach der

Klinik: 26. 1. 28 bis 28. 2. 29. Bradykardie von 52/1 Min. Klopfempfindlichkeit der Stirne. Druckempfindlichkeit der Nervenaustrittsstellen des Trigeminus beider-seits. Rechte Pupille etwas größer als linke. Beide Pupillen entrundet und träge auf Licht reagierend. Lebhafte Conjunctival- und Cornealreflexe. Fundus o. B. Nystagmus beim Blick nach beiden Seiten. Hyposmie beiderseits. Abweichen des rechten Armes nach innen. Mundfacialis- und Hypoglossusschwäche links. Gegenhalten am Unterkiefer. BDR fehlen. PSR und ASR nur schwach auslösbar. Haltungsverharren und Gegenhalten an den Armen stärker als an den Beinen. Allgemeine Überempfindlichkeit und kitzliges Gefühl bei der Berührung. An-triebsschwach, wenig Bewegung, sah stundenlang vor sich hin, antwortete erst auf wiederholtes Fragen, sprach langsam und umständlich. Mit nur geringem Nachdruck brachte er seine Beschwerden vor, lachte bei den geringsten Anlässen. Sein Zustand schien ihn gar nicht zu berühren. Auch das Schicksal seiner Familie war ihm gleichgültig. Zeitweise schwerbesinnlich, unaufmerksam, leicht ablenkbar. Örtlich und zeitlich desorientiert, merk- und urteilsschwach. Besonders die kom-binierenden Denkleistungen waren gestört.

Im Vordergrund des klinischen Bildes standen psychische Störungen wie Antriebsmangel, Unaufmerksamkeit und alogische Störung. Bei einem Linkser sprachen diese mit der linksseitigen Mundfacialis- und Hypoglossusschwäche für einen rechtsseitigen Stirnhirnprozeß. Viel-leicht handelte es sich um eine Spätfolge der alten Stirnhirnverletzung, eine Cyste oder einen Absceß.

Trepanation (Prof. *Peiper*): Freilegung des rechten Stirnlappens, Dura-spannung, Tumorgewebe oder Cysteninhalt auch durch Punktion nicht zu erhalten. Resektion eines Knochenstückes.

15. 3. 28 bis 14. 2. 29. Heiter, grinst. Delirante Unruhe, stieg aufs Sofa, wollte Bilder abnehmen, ablehnend, verweigerte das Essen. Nach einigen Tagen weiter heiter, witzelnd, gleichgültig. Urininkontinenz. Lacht über seine Unsauberkeit. Verlust des Schamgefühls. Später nochmals delirante Unruhe. Hirnprolaps.

Befund Nov./Dez. 1928. Stauungspapille beiderseits, links mehr als rechts. Nystagmus in Endstellung. Hyposmie beiderseits. Mundfacialisparese rechts. Rigor des linken Armes. Fingertremor rechts. Schwäche des linken Beines, ins-besondere des Fußes. PSR (+), besonders links. ASR fehlend. Unsicherheit beim FNV links. Allgemeine Überempfindlichkeit gegenüber Nadelstichen. Gegenhalten. Asynergie. Langsamer und schwerfälliger Gang. Ohne Teilnahme, ohne Initiative,

---

[1] Siehe auch *Kleist:* Gehirnpathologie, S. 1044.

ohne Bewegung, sitzt den Tag über reglos im Stuhl. Erst auf mehrmaliges Fragen kurze und spärliche Antwort. Schwerbesinnlichkeit. Kopfschmerzen, Pulsverlangsamung, Erbrechen. Exitus.

Der klinische Verlauf ließ deutlich die weitere Ausdehnung des Prozesses erkennen. Blasen- und Mastdarmschwäche, beidseitige, linksüberwiegende, besonders den Fuß betreffende Lähmungserscheinungen sowie Apraxie der Rumpfbewegungen waren Zeichen einer Beteiligung der C. a. mit ihrem Stabkranz beiderseits und der hinteren F_1, Witzelsucht, Apathie, Verlust des Schamgefühls, Euphorie und Heiterkeit eine solche des Orbital- und Zwischenhirns. Haltungsverharren, Gegenhalten, Schwerbesinnlichkeit, Pulsverlangsamung und Erbrechen bedeuteten eine

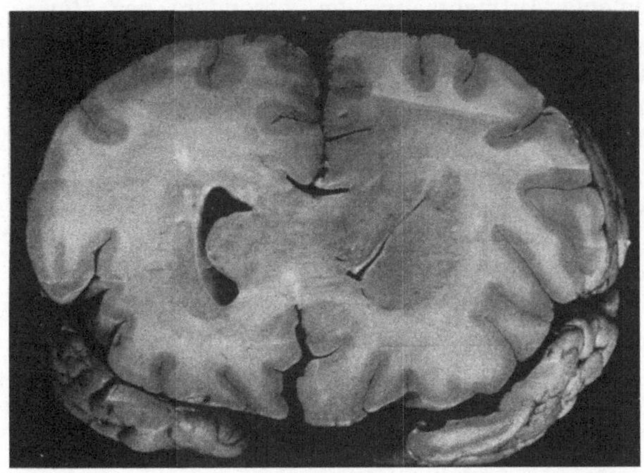

Abb. 10.

Druckwirkung auf Thalamus und Höhlengrau, die amnestischen Symptome schließlich ein Syndrom der Mammillarkörper.

Sektion: Im vorderen Teil der 2. rechten Stirnhirnwindung ist in Fünfmarkstückgröße die Dura mit dem Gehirn verwachsen. In der Mitte findet sich eine narbige Einziehung (Schußverletzung). Auf Frontalschnitt II (Abb. 10) durch den Fuß von F_1 und F_2, das untere Viertel der Präzentralfurche, erscheint die linke Hemisphäre stärker geschwollen als die rechte, das Balkenknie erheblich verbreitert und zwischen dessen oberen und unteren Hälfte eine weiche, graurötliche Masse gelegen, die walnußgroß in den rechten Ventrikel ragt. Der eben angeschnittene Schwanzkernkopf ist konkav nach außen gedrängt. Links entwickelt sich die Geschwulst mehr nach oben und außen zu. Der linke Ventrikel ist durch Verbreiterung der linken Balkenhälfte zu einem dünnen Spalt zusammengedrückt. Beide Schläfelappen sind in ihrem Polgebiet stark komprimiert. Nach hinten reicht links offenbar tumorös verändertes Hirngewebe bis Vormauer, Septum pelluzidum, Thalamus und innere Kapsel, nach vorn wächst der Tumor ins Präfrontalmark, und zwar rechts mehr als links.

Mikroskopisch: In einem Bezirk der untersuchten Hirnrinde findet sich ein lockeres, netzartiges, zellarmes Gewebe aus vielfach cytoplasmareichen Zellen mit Cystenbildung. Keine Veränderungen der Gefäßwände, keine Mitosen. Diagnose: Astrocytom.

24   H. Pittrich:

Fall 14. H., Wilhelm, 70 Jahre, geb. 1859 [1]. Seit 4 Jahren wegen körperlicher Schwäche arbeitsunfähig. August 1928 Apoplexie mit linksseitiger Hemiplegie, Gedächtnisschwäche und Einnässen. Einweisung wegen arteriosklerotischer Demenz.

Klinik: 11. 1. 29 bis 22. 3. 29. Munfacialisschwäche links, Zungentremor. Rigor in Armen und Beinen, proximal mehr als distal. Beiderseits schwache Armreflexe. Intermittierender Antagonistentremor beider Hände. BDR fehlen. Gordon, Oppenheim, Babinski links positiv. Zeitweise Unruhe in beiden Händen, iterativstereotypes Nesteln, Zupfen und Streichen an der Bettdecke. Kaum Bewegungen, passive Ruhelage, muß zu einer Antwort gedrängt werden, mangelnder Sprachantrieb, später fast stumm (Spontanstummheit), sonst keine aphasischen Erscheinungen, initiativlos, Gesicht ohne Ausdruck, Mangel an Krankheitsgefühl, subjektives Wohlbefinden, persönlich, örtlich und zeitlich desorientiert. Fehlen grober Hirndruckerscheinungen. Erst spät Schläfrigkeit und Bewußtseinstrübung. Exitus.

Die allgemeine Antriebsschwäche, besonders der Bewegungen und der Sprache sowie die zurückgebildete linksseitige Hemiplegie mit Blasenschwäche ließ an einen rechtsseitigen Frontozentraltumor (präfrontal, präzentral, parazentral) denken. Eine Wirkung auf das linke Stirnhirn oder Beteiligung desselben war wegen der hochgradigen Antriebsschwäche und Linkshirnigkeit wahrscheinlich. Hyperkinese, Tremor und Rigor, Amnesie und Schläfrigkeit waren offenbar Druckerscheinungen des Stamm- und Zwischenhirns. Eine Arteriosclerosis cerebri konnte jedoch, da diagnostische Eingriffe bei dem hohen Alter des Kranken und seinem schlechten Allgemeinzustand unmöglich waren, nicht mit Sicherheit ausgeschlossen werden.

Bei der Sektion fand sich ein besonders links frontal atrophisches Gehirn, auf den Frontalschnitten ein doppelseitiger Frontaltumor, der rechts polar die Orbitalwindungen durchsetzte, das Gesamtmark sowie das Eigenmark von F_1 und F_2 erfüllte, links sich mehr medial hielt, hinten rechts Insel, Putamen, Pallidum sowie den Balken ergriff. Ein zweiter Tumor fand sich am hinteren Ende von T_1, T_2 und T_3.

Auf abgebildetem Frontalschnitt II (Abb. 11) vor dem linken Schläfepol und 1 cm vor dem rechten sieht man die große Ausdehnung des Tumors in der rechten Hemisphäre. Sie erfüllt die basale und mediale Wand wie untere Balkenhälfte, den Ventrikel und ragt noch etwas höher, läßt aber die F_1 und den größeren Teil der F_2 samt anliegenden Mark frei. Links erfüllt der Tumor nur die untere Balkenhälfte und die Hirnsubstanz zwischen Ventrikel und medialem Hirnspalt. Der Tumor ist vielfach zerfallen, enthält kleine Cysten und gelatinöse Massen, zeigt im ganzen ein graurötliches gesprenkeltes Aussehen.

Mikroskopisch: Fast vollständig nekrotischer Tumor, bei dem an einer Stelle reichlich Spindelzellen um ein Gefäß erhalten sind. In der Tiefe Thrombosen und starke Verquellung der Gefäße. Das Bild findet sich bei den fusiformen Glioblastomen. Diagnose aus Mangel an Material nicht ganz sicher.

Diagnose: Glioblastoma multiforme?

Fall 15. K., Maria, 36 Jahre, geb. 1901. Volksschule, mittlere Schülerin. 1927 Heirat. Ehe unglücklich, geschieden. Arbeiterin. 1935 erster Anfall mit Bewußtlosigkeit und nachfolgender Müdigkeit ohne Krampferscheinungen. Bisher etwa 6 Anfälle. Ab 1934 langsam zunehmende Kopfschmerzen. 1937 Verlangsamung aller Bewegungen. Pat. kam ihrer Arbeit nicht mehr nach, sprach langsam und

---

[1] Siehe auch *Kleist:* Gehirnpathologie, S. 970, 1044 und Klinische Ortsdiagnose, S. 88.

wenig. Einmal habe sie für einige Minuten gar nicht sprechen können. Seit 8 Wochen unwillkürlicher Urinabgang, in letzter Zeit auch Erbrechen. Beim Stehen starke Rückwärtsneigung des Oberkörpers.

Klinik: 12. 5 bis 1. 6. 38. Puls 85/1 Min. Intern o. B. Prominente Papillen, rechts 1 Dptr., links 1½ Dptr. Vestibular und cochlear o. B. Zungentremor und -abweichung nach rechts. Mundfacialisschwäche rechts. Langsames Nachsprechen der Testworte. Händedruck rechts abgeschwächt und zittrig. Leichte Steifigkeit im rechten Arm bei passiven Bewegungen. RPR rechts gegenüber links erhöht. Trömner rechts stärker als links auslösbar. Beiderseits Patellarklonus, ASR rechts lebhaft, Rossolimo rechts +, links (+). Schwankender Gang mit Fallneigung

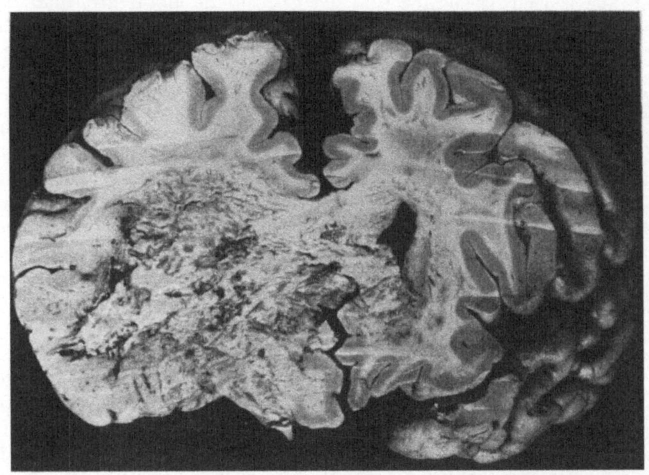

Abb. 11.

nach hinten und rechts. Haltungsverharren, Hakeln und Greifreflex, Zwangslachen. Auffällige Bewegungsarmut, Pat. näßt ein, ohne sich zu melden. Sehr verzögertes, aber richtiges Befolgen von Aufforderungen. Fast stumm. Wenn sie spricht, spricht sie agrammatisch. Z. B.: (Was haben Sie für Beschwerden?) „Was ich für Beschwerden habe .. körperlich — zeigt auf den Hals — und da." Pat. trägt einen Halsverband, sie wurde arteriographiert. (Was für körperliche Beschwerden?) „Körperlich" zuckt mit den Schultern und lacht. (Nicht schlimm, wenn man lachen kann?) .. wenn der Untersucher Pat. anlacht, lacht sie zurück. (Ist es ihnen zum Lachen zumute?) ... (Weshalb hier?) „Jesses na." — Örtliche Orientierung erhalten, zeitliche dagegen gestört. Deutliche Merkschwäche. Gedächtnisleistungen mangelhaft. Erschwerte Produktivität. Nennt bei Aufforderung, Blumen aufzuzählen, in 3 Min. nur 2 Blumen. Einordnung in begriffliche Kategorien möglich, Verhältnisaufgaben werden zum Teil nicht gelöst.

Die im Vordergrund stehenden psychischen Erscheinungen wie Antriebsmangel, Störung des tätigen Denkens im Verein mit motorischer Aphasie (Agrammatismus) und geringfügigen rechtsseitigen Pyramidenbahnzeichen sowie Anfällen wiesen auf einen Tumor des linken Stirnhirns. Haltungsverharren, Gegenhalten, Hakeln, Greifreflex sowie Zwangslachen und Merkschwäche ließen eine Druckwirkung des Tumors auf die Stammganglien und das Zwischenhirn erkennen. Die Fallneigung

nach rechts und hinten sowie die angedeuteten linksseitigen Pyramidenbahnzeichen konnten als Ausdruck einer Mitschädigung des rechten
oberen und hinteren Stirnhirns oder einer Druckwirkung auf rechten
Hirnschenkel und Kleinhirn angesehen werden.

Diese Lokalisation wurde röntgenologisch erwiesen. Auf der Rö-Schädelauf-
nahme zeigten sich Hyperostosen und Verkalkungsherde im Bereiche des linken
Stirnbeines und Stirnhirns. Auf der Längsaufnahme des Arteriogramms (Dr.
Riechert) ist die Art. cerebri ant. nach rechts, der Stamm der *Sylvi*schen Gefäßgruppe
nach unten verdrängt. Auf der seitlichen Aufnahme ist die Art. cerebri ant. mit
ihren Ästen ausgezogen, gespannt und der Carotidensyphon mit dem Anfangsteil
der *Sylvi*schen Gefäße nach unten verdrängt. Der Abstand zwischen den beiden
Ästen der Cerebri ant. ist vergrößert. Sehr ausgedehnter Tumor im mittleren und
hinteren Bereich des Stirn-
hirns.

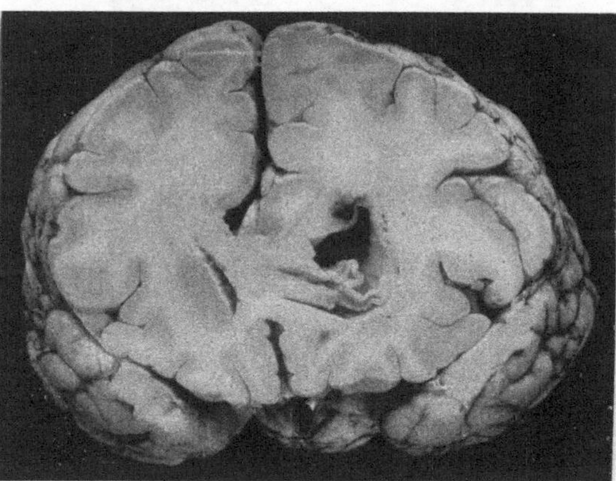

Abb. 12.

5 Tage nach der Ar-
teriographie Status epi-
lepticus. Die hierbei be-
obachteten Anfälle sind
bereits beschrieben worden
(S. 15, 16).

Wegen Temperatur-
erhöhung bei Cystitis
wurde von einer Trepana-
tion abgesehen.

Exitus infolge Lungen-
embolie bei Thrombophle-
bitis rechts.

Sektion: Besonders
frontale Windungen stark
abgeplattet, linke mitt-
lere F_1 verbreitert, rötlich
verfärbt mit tumorartiger
Wucherung. Nach den Frontalschnitten kleinapfelgroßer Tumor mit Cysten im
Mark (Gesamt-Eigen-) der hinteren $^2/_3$ von F_1 und F_2.

Auf abgebildetem Frontalschnitt II (Abb. 12) durch die Spitze des Schläfelappens und das Balkenknie ist die linke Hemisphäre um die Hälfte verbreitert.
Das Vorderhorn des Seitenventrikels ist rechts gerade angeschnitten, links etwas
weiter und nach unten gedrängt, so daß es horizontal liegt. Oberhalb davon befindet
sich eine horizontal in zwei Kammern aufgeteilte Höhle. Ihre Wandungen werden
von einer außen schmäleren, innen breiteren, zum Teil von kleinen Blutungen
durchsetzten Tumormasse gebildet. Der Tumor wächst durch den Balken, den
er fast ganz erfüllt, in die rechte Hemisphäre hinüber bis in die Mitte des Stirnhirnmarkes.

Mikroskopisch: Kleinzelliger, hochgradig verkalkter Tumor aus Zellen mit
runden oder ovalen Kernen in gleichmäßiger, aber nicht dichter Anordnung. In
der Tiefe Neigung zum cystischen Zerfall. In manchen Bezirken zahlreiche, oft
hyalinisierte Gefäße. Andeutung von hellen, perinukleären Höfen.

Diagnose: Oligodendrogliom.

Fall 16. L., Hans, 51 Jahre, geb. 1887. Von je leicht aufgeregt, betriebsam,
lustig, guter Gesellschafter. Im Kriege Rippenschuß mit Leber- und Gallenblasen-
verletzung sowie Malaria. Juni 1938 Anfälle mit Bewußtlosigkeit, allgemeinen
Krämpfen und Zungenbissen (linke Zungenhälfte mehr und stärker verletzt als
rechte). Seitdem Kopfschmerzen. November 1938 Gedächtnisschwäche und

Wesensänderung. Er benahm sich wie ein Halbwüchsiger, neckte seine Mitmenschen, war ohne Takt, machte schlüpfrige Witze, im Affekt wechselnd. Hirnarteriosklerose wurde angenommen. Die Einweisung erfolgte wegen Depressions- und Verwirrungszustandes mit Gefahr der Selbstbeschädigung.

Klinik: 16. 12. 38 bis 20. 1. 39. Kopfschmerzen, besonders in der rechten Stirnschläfengegend. Pyknischer Habitus. Ungeklärte febrile Temperaturen. Tachykardie. Leukocytose (12700) und BKS-Erhöhung (44/74). Follikulitis. Ticartige Zuckungen im linken Mundwinkel. Beiderseits Stauungspapille, links 1,5 Dptr., rechts nicht meßbar, mit starken Blutungen. Gesichtsfeld o. B. Geruchsvermögen erhalten. Mundfacialisschwäche links. Fragliche Initialspasmen des linken Armes. Tric. und Bic.-Reflex links erhöht. Hakeln zeitweise beiderseits vorhanden. Hüftbeugung und Dorsalflexion des linken Fußes abgeschwächt. PSR links eine Spur erhöht. Oppenheim und Gordon links angedeutet positiv. Ohne Antrieb, erst auf wiederholte Fragen eine meist scherzhafte Antwort des Pat., keine spontane Äußerung oder Bewegung, liegt ruhig zu Bett, kein Verlangen, aufzustehen, läßt unter sich, muß deshalb in gewissen Abständen zum Urinieren angehalten werden. Unbelebtes Gesicht. Vollkommen desinteressiert an der Art der Untersuchung und Behandlung. Keine eigentliche Krankheitseinsicht. Später affektlabil. Keine deutliche Merk- und Urteilsstörung.

Anfälle mit linksseitigen spastischen Zeichen und Antriebsstörung sowie deutliche Charakteränderung waren die klinischen Zeichen eines tiefsitzenden rechtsseitigen und die linke Hirnhälfte beteiligenden Stirnhirntumors.

Das Arteriogramm (Dr. *Riechert*) sprach in demselben Sinne. Auf dem seitlichen Bilde ist die Art. cerebri ant. nicht mit Sicherheit dargestellt. Der Stamm der *Sylvi*schen Gefäßgruppe ist nach hinten und unten gedrängt. Auf dem Längsbild ist die Art. cer. ant. weit nach links verschoben, besonders in ihrem Anfangsteil.

Im weiteren Verlauf wurde L. benommen, schläfrig, war weinerlicher Stimmung. Status epilepticus (10. 1. 39): Linkswendung der Augen, Linksdrehung des Körpers, dabei linker Arm gestreckt, rechter gebeugt.

Operation (18. 1. 39, Dr. *Riechert*): Großer *Dandy*-Lappen rechts. Punktion des linken Vorderhorns. Nachlassen der Duraspannung. Eröffnung der Dura. Starke arachnoideale Reaktion. Ein Tumor ist an der Oberfläche nicht zu sehen, erst nach kegelförmiger Resektion des Fußes der F_3 findet sich ein nicht abgrenzbarer mediobasaler Tumor, der das ganze hintere Stirnhirn einnimmt. Aussaugen und Auslöffeln der makroskopisch sichtbaren Tumormasse und Erweiterung der Resektionsöffnung, um der kommenden Hirnschwellung vorzubeugen.

2 Tage später zentrale Kreislaufschwäche und Exitus.

Körpersektion: Lungenödem, allgemeine Herzdilatation, zwei haselnußgroße Tumorknoten der Leber (Gallengangsadenom).

Hirnsektion: Die rechte Hemisphäre überragt polwärts die linke um 1 cm. Frontolateral rechts findet sich ein großer Defekt von 6 cm Durchmesser und $3^1/_2$ cm Tiefe, der die vorderen $^2/_3$ von F_2, fast die ganze F_3, den seitlichen Teil der Orbitalwindungen und angrenzende Teile von F_1 zerstört hat. Die verbliebenen Frontalwindungen sind abgeflacht, die Furchen verstrichen. Medial drängen sich die Windungen nach der linken Hemisphäre vor. Man sieht, daß der Tumor sich frontal und oberhalb des Balkenknies in die andere Hemisphäre vorschiebt. Auf dem zweiten Querschnitt (Abb. 13), der vor den Schläfepolen, rechts durch die Mitte von F_1, das hintere Drittel von F_2 und hintere Fünftel von F_3 geht, sitzt der Tumor ziemlich zentral, nur etwas nach links verschoben. Der Tumor selbst ist 6 cm breit und 5 cm hoch. Im lateralen Tumorbereich befindet sich eine blutig imbibierte Operationshöhle. Der Tumor füllt einen großen Teil des zentralen

Markes aus, rechts mehr als links. Der Tumor ist bunt und unscharf von der Umgebung abgesetzt. Basal dringt er in die Rinde des Gyrus cinguli und das Eigenmark des Gyrus rectus vor. Nach vorn reicht der Tumor bis an das Eigenmark des Poles, nimmt die ganze Hemisphäre außer F_1 und den medialen Orbitalwindungen ein.

Mikroskopisch: Glioblastom.

Fall 17. R., Kunigunde, 65 Jahre, geb. 1869. Gute Schülerin, tüchtige Hausfrau, gesellig. Seit 8 Tagen vergeßlich, sprach spontan nicht mehr, aß ungenügend. Wegen Cerebralsklerose eingewiesen.

Klinik: 18. 6. bis 4. 11. 35. RR 200/90. Puls 90/1 Min. Austrittsstellen des N. supra- und infraorbitalis links druckschmerzhaft. Verlangsamte Blickbewegung nach rechts. Rechtsseitige Mundfacialisparese. Schlaffe Parese des rechten Armes und Beines. Armreflexe rechts erhöht, PSR und ASR rechts herabgesetzt. Gordon und Rossolimo rechts positiv. Links Faustmachen gut, Winken einigermaßen, Drohen und Kußhandwerfen erst nach Vormachen, Langenasemachen gar nicht möglich: linksseitige Dyspraxie. Anfangs Suchen nach Worten, nach und nach größere Wortarmut, Mangel an Sprachantrieb, zunehmende apraktische Störung der Gesichtsbewegungen, insbesondere Ungeschicklichkeit der Zungenbewegungen: motorische Aphasie. Erkennt Melodien, kann sie aber nicht nachsingen: motorische Amusie. Choreiforme Bewegungen der linken Hand, Greifunruhe

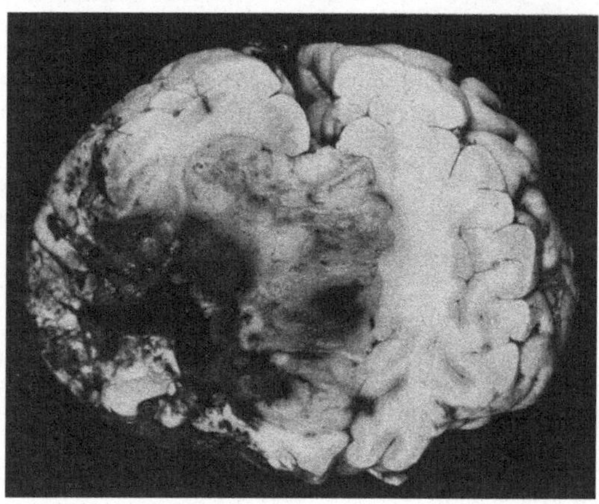
Ab. 13b.

und Greifreflex, stereotypes Zupfen und Streichen. Neigung zu Haltungsverharren, Gegenhalten, insbesondere am linken Arm und Bein. Zeitlich und örtlich desorientiert. Rechenschwäche, mangelhaftes produktives Denken, Erklärung konkreter Unterschiede und von Sprichwörtern unmöglich (Prüfung war am Anfang, als die Wortbildung nur etwas erschwert war), Perseveration.

Wegen der im Vordergrund stehenden motorischen Erscheinungen wie Aphasie mit Amusie, des Mangels an Sprachantrieb und der alogischen Störungen wurde ein zentrofrontaler Tumor links (hintere F_3, C. a., präfrontale Beteiligung) angenommen. Die übrigen Symptome wie gelegentliche linksseitige Hyperkinese mit Neigung zu Haltungsverharren, Gegenhalten, ferner linksseitige Dyspraxie, ließen auf eine Beteiligung der Stammganglien und des Balkens schließen.

Röntgenologisch fand sich (Encephalogramm) ein paramedianer, vorwiegend linksseitiger Tumor des vorderen Sinusdrittels.

Im weiteren Verlauf Anfall mit allgemeinen Zuckungen, Apathie, ohne Interesse für Umgebung und Angehörige, Einnässen, zunehmende Schlafsucht, Bronchopneumonie und Exitus.

Bei der Sektion fand sich ein das Mark beider Stirnhirne, links mehr als rechts, links in die Rinde von F_2 und auch F_1 reichender, den Balken sowie die innere Kapsel

und das Caudatum links durchsetzender, gefäßreicher, grauweiß-gelb marmorierter
Tumor. Der abgebildete II. Frontalschnitt (Abb. 14) liegt $3^1/_2$ cm hinter dem Pol,
geht oben durch das hintere Drittel von F_1 und F_2, unten durch den vorderen Teil
des Sulcus horizontalis der Fissura Sylvii. Auf der linken Schnittfläche (6,5 : 9,5)
ist das Gesamtmark von Tumormasse ausgefüllt, die medial und dorsal vom Balken
bis unter die Rinde reicht, in F_1, lateral in F_2 und teilweise in F_3 die Rinde angreift,
basal und medial unterhalb des Balkens sowie den benachbarten Teil von F_3 mit
Eigenmark freiläßt. Auch auf der rechten Seite (5 : 9,5) ist das Mark völlig von
Tumor erfüllt. Der Ventrikel erscheint spaltförmig. Das Balkenknie ist vollkommen von weißgelblicher Tumormasse durchsetzt.

Mikroskopisch: Zellreicher Tumor aus mittelgroßen und großen, oft cytoplasmareichen Zellen mit Kernpolymorphie, mit Neigung zur Nekrosenbildung in
der Tiefe, zahlreichen Gefäß-
und Bindegewebswucherungen,
Schlingen- und Knäuelbildung
usw.

Diagnose: Glioblastoma multiforme.

Fall 18. R., Marie, 38 Jahre,
geb. 1891 [1]. Vater wegen Alters-
schwäche und Demenz in einer
Heilanstalt. Altersschwachsinn.
Pat. von je empfindsam. Früher
mal ein Schreikrampf. 1926 Anfall mit Beugung des rechten
Armes und Zuckungen der rechten
Gliedmaßen. Keine Bewußtlosigkeit. Seitdem 1—3 mal täglich
ein Anfall. 1927 wurde sie depressiv. War niedergedrückt,
lebensmüde und äußerte Selbst-

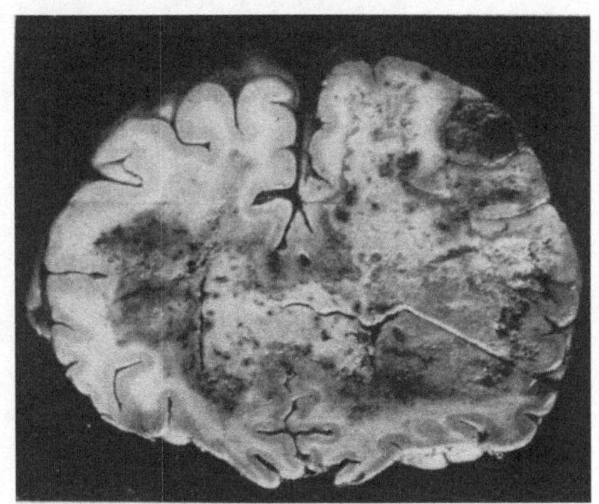

Abb. 14.

mordabsichten. Verfehlungen ihres 12 jähr. Jungen, der in eine Erziehungsanstalt
mußte, wurden als Grund angegeben. 1929 zunehmende Stirnkopfschmerzen,
während die Anfälle abnahmen. Sie wurde langsamer in ihren Bewegungen, schläfrig,
so fand man sie schlafend mit einem Besen in der Hand auf einem Stuhl sitzend.
Vernachlässigte immer mehr sich und ihren Haushalt. Frisierte sich nicht mehr.
7. 6. erbrach sie morgens, am anderen Tage kehrte sie von der Sprechstunde des
Arztes nicht zurück, lief vielmehr $10^1/_2$ Stunden in der Stadt umher, kaufte un-
sinnige Lebensmittelmengen ein und kam erst am Abend nach einem schweren
Gewitter völlig durchnäßt zu Hause an. Ihre Taschen waren voll gebrauchter
Straßenbahnscheine. Am folgenden Tage konnte sie sich kaum noch an den Vorfall
erinnern.

Nervenpoliklinik des städt. Krankenhauses: 26. 9. 28. PSR re. —, li. +.
ASR —. Psychogene Anfälle und periphere Neuritis nach Grippe.

Nervenabteilung des städt. Krankenhauses: 10. bis 24. 6. 29. BDR re. +,
li. —. PSR —. ASR —. Gordon re. +. Gangabweichung nach rechts, erschwerte
Auffassung, Verschlechterung. Einnässen. Verschmutzte die Toilette. Gleichgültig gegenüber Vorhaltungen. War wie verträumt, lief weg, kaum zugänglich,
fast stuporös, nur zögernd kommt es zu einer Antwort, hört die Stimme einer Frau.
Körperliche Mißempfindungen. Deutliche Merkschwäche. Echopraxie. Echolalie.
Katalepsie. Befehlsautomatie. Stirnhirnprozeß oder beginnende Schizophrenie mit
organisch gefärbtem Einschlag.

---

[1] Siehe auch *Kleist:* Gehirnpathologie, S. 1128.

Klinik: 24. 6. bis 16. 7. 29. Puls 52/1 Min. Diffuse Klopfempfindlichkeit des
Schädels. Deutliche Druckempfindlichkeit der Trigeminuspunkte beiderseits.
Später Hypästhesie der linken Gesichtshälfte, besonders frontal. Fundus o. B.,
später fragliche Stauungspapille links. Rechtsseitige Mundfacialisparese. Später
Zungenabweichung nach links. Deutliche Hypotonie der Arme und Beine. Hände-
druck rechts schwächer als links, Hypalgesie in der rechten Hand. Armreflexe
lebhaft, später rechts gegenüber links erhöht. BDR schwach bis fehlend. Desgl.
Beinreflexe. Oppenheim und Gordon rechts positiv. Fallneigung nach rechts.

4. 7. Vestibulare Untererregbarkeit links. Geringe Hyposmie rechts. Innervatorische Apraxie der rechten Hand: Oppositionsbewegungen der Finger auffallend langsam und unsicher, rechts langsamer als links, isolierte Fingerbewegungen

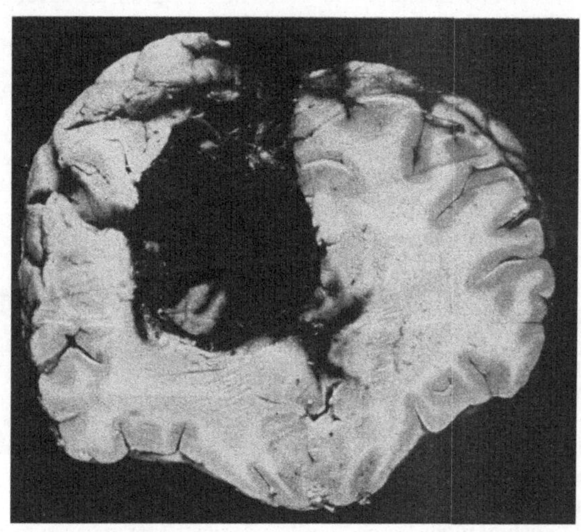

Abb. 15.

(Ab-Adduktion, dritten Finger über zweiten legen) rechts schlechter als links. Gegenhalten am Unterkiefer, Hakeln beiderseits. Zwangsgreifen, links mehr als rechts.
Pseudospontanbewegungen der Finger. Echolalie. Perseveration, Iteration. Leichte
Wortamnesie. Autoechopraxie. Wenig rege, fast unbeweglich, etwas steif, ungeschickt und langsam in ihren spärlichen Verrichtungen, unaufmerksam, leicht
ablenkbar, ermüdbar. Unbekümmert, euphorisch, keine Klagen. Zeitweise delirante Unruhe. Zunehmende Benommenheit. Einnässen, Spontanstummheit.
Triebhafte Abwehr bei Berührungen, auch Licht.

Nach Anamnese und Befund (jahrelang Anfälle von *Jackson*-Typ
mit rechtsseitigen Zuckungen, später Antriebsmangel, amnestische Störungen, in der Klinik allmählich sich entwickelnde rechtsseitige Parese
mit innervatorischer Apraxie) war ein linksseitiger Zentrofrontaltumor
wahrscheinlich.

Verlegung nach der chirurgischen Klinik. Dort Ventrikulographie. Keine
Füllung. Exitus.

Sektion: Frontalschnitt I (Abb. 15) durch die Pars triangularis und Mitte von
F_1 und F_2 sowie das Balkenknie. Der Beginn des Balkenknies ist erweicht und
blutig durchtränkt. Oberhalb dieser Gegend findet sich in der rechten Hemisphäre

eine kleinapfelgroße Blutung, die die erhaltenen Teile der rechten Hemisphäre zusammendrückt und nach außen drängt. Außen und oben von der Blutung ist nur etwa $1^{1}/_{2}$ cm erhaltene Hirnsubstanz zu unterscheiden. Tumorsubstanz liegt im Balken und unterhalb desselben in der Medianspalte und schiebt sich gegen die unteren medianen Windungen vor, diese stark zusammenpressend. Der Tumor hat die Gestalt einer senkrecht stehenden Pflaume und liegt mit der größeren Hälfte in der rechten Hemisphäre. Oberhalb des Balkens ist Tumorsubstanz nur noch in der linken Hemisphäre zu erkennen, und zwar wieder entlang der Medianspalte. Der Tumor ist infolge seiner graurötlichen Färbung gut vom normalen Hirngewebe abgegrenzt. Nach hinten reicht der Tumor noch in Höhe der Präzentralfurche. Der linke Gyrus cinguli erscheint etwas gequollen. Es handelte sich somit um einen doppelseitigen medianen Stirnhirn-Balkentumor, der in die median-polaren und basalen Windungen einwuchs (Apathie, Mangel an Krankheitsgefühl, Euphorie), links mehr als rechts nach hinten in die Hemisphäre reichte (zunehmende rechtsseitige Parese) und links mehr als rechts gegen die C. a. drückte (*Jackson*-Krämpfe).

Mikroskopisch: Zelldichter Tumor aus kleinen Rundzellen mit geringer Kernpolymorphie. Die Zellen haben oft einen kleinen hellen, perinukleären Hof. Einige Mitosen, reichlich capilläre Gefäße. Ausbildung kleiner Cysten. Keine Verkalkung.

Diagnose: Oligodendrogliom?

Fall 19. Sch., Karoline, 42 Jahre, geb. 1892[1]. Vater verschwenderisch, trunksüchtig. Zwei Mutterbrüder in Anstalt. Ein Bruder Linkser. Eine Schwester neigt zu Ohnmachten. Pat. linkshändig, von je lustig, gesellig, ausgeglichen und arbeitsam. März 1933 Aufregung und Depression bei Untreue des Mannes, wahrscheinlich auch Übelkeit. September 1933 Schwächezustände mit Übelkeit und Zuckungen. Februar und März 1934 Anfälle, teilweise mit Zungenbiß, angeblich Beginn mit Kopfdrehung nach rechts, dann Zuckungen und Starre von der rechten Schulter zur Hand fortschreitend, bei erhaltenem Bewußtsein. Seitdem rechtsseitige Facialis- und Armparese. Psychisch stumpf, gleichgültig, vernachlässigte den Haushalt, schlief viel, ließ unter sich, erbrach.

Klinik: 21. 6. bis 25. 6. 34. Puls 70/1 Min. Schmerzhafte Nackensteifigkeit. Stauungspapille von 3 Dptr. bds. Leichte Abducensschwäche beiderseits. Mundfacialis- und Hypoglossusschwäche rechts. Dysarthrie, aber keine Aphasie. Rechter Arm: Hypotonie, Abduktion schwach, Adduktion fast 0, Beugen im Ellenbogen etwas, Strecken schwach, Handbeugen und -strecken nur schwach, Fingerstrecken ganz schwach, Fingerbeugen gleich 0. Areflexie. Tasterkennen leicht gestört. Linker Arm: Hyporeflexie. BDR links schwach, rechts fehlend. Hüftbeugung beiderseits schwach, rechts mehr als links. Kniebeugung rechts sehr schwach, links mäßig, Dorsalflexion des Fußes rechts 0, links schwach. Plantarflexion links und rechts leidlich. Nur geringe Hypästhesie im rechten Bein. PSR kaum auslösbar. ASR links herabgesetzt, rechts mehrschlägig. Gelegentlich beiderseits positiver Oppenheim. — Schläfrig, gähnt, euphorisch, macht scherzhafte Bemerkungen.

Die Anfälle mit Kopfdrehung nach rechts und Zuckungen des rechten Armes, ausgehend von der Schulter, wiesen auf das hintere Drittel der F_2 und angrenzende C. a., die Dysarthrie (eine motorische Aphasie war wegen der Linkshändigkeit nicht zu erwarten) auf den Fuß der F_3.

Bei der Operation (Prof. *Schmieden*, 28. 6. 34) fand sich am Fuß der F_2 eine fünfmarkstückgroße gelblich-weiße Auflagerung und in der Tiefe ein pfirsichgroßer Tumor, der enukleiert wurde.

---

[1] Siehe auch *Kleist:* Gehirnpathologie, S. 1128.

Klinik: 8. 8. bis 2. 9. 34. Nach der Operation erfolgte kein Rückgang der Symptome, im Gegenteil, die rechtsseitige Lähmung nahm zu, Unruheerscheinungen i. S. greifender Bewegungen traten an der linken Hand auf, Hakeln rechts. Sch. war stumpf, läppisch, heiter, ohne Interesse, antriebsschwach, schließlich unregsam und motorisch aphasisch. — Exitus.

Dieser Verlauf wurde durch den Sektionsbefund erklärt. Es fand sich ein zweiter, gut abgegrenzter, schwarzweiß marmorierter Tumor im rechten Stirnhirn (Abb. 16). Die psychischen Störungen wie Antriebsmangel und läppisches Wesen waren durch die Rechtshirnigkeit und Lage des Tumors (präfrontal und orbital) bedingt. Aphasie und psychomotorische Erscheinungen wie Greifunruhe und Gegenhalten waren Wirkungen des Tumors auf den Fuß der F_3 bzw. die Stammganglien.

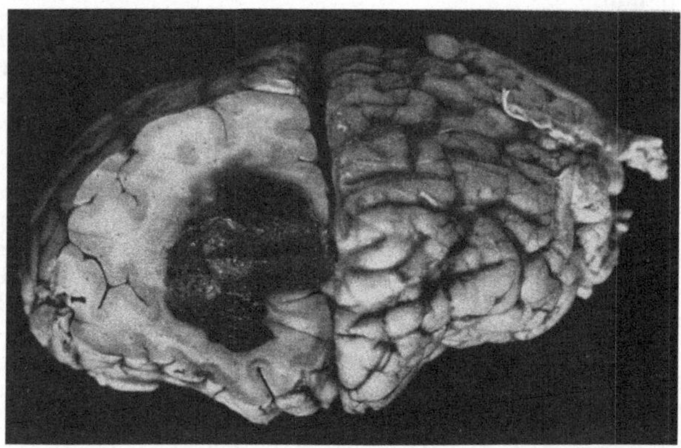

Abb. 16.

Mikroskopisch: Zellreicher Tumor aus großen, epithelialen Elementen, zum Teil mehrkernig, zum Teil Riesenzellen bildend. Die Zellinseln werden von breiten Stromainseln abgegrenzt, die rundzellig infiltriert sind. In den Nekrosen frische Blutungen und braunes Pigment (?), das sich auch sonst in einer Reihe von Zellen feingranuliert findet.

Diagnose: Ca-Metastase.

Als Anhang und zur Gegenüberstellung sei ein doppelseitiges basomediales Astrocytom beschrieben.

Fall 20. W., Adele, 44 Jahre, geb. 1893. Seit 2 Wochen Kopfschmerzen an Stirne und hinter den Augen, Schwindel, Übelkeit und Erbrechen, Doppelsehen, Müdigkeit und Schwäche in den Beinen mit Einknicken, starkes Durstgefühl. Wegen Sellatumor eingewiesen.

Klinik: 26. 5. bis 31. 7. 37. Fundus o. B. Temporale uncharakteristische Einschränkung des linken Gesichtsfeldes. Geruch o. B. Angedeutete linksseitige Mundfacialisschwäche. Steifes Gefühl im linken Arm. BDR —. Links erhöhte Beinreflexe. Angedeuteter Babinski links. Nur wenig Krankheitseinsicht, heitere Stimmung. Rö-Schädel: Hintere Sellalehne destruiert. Suboccipitale Encephalographie: Nur linker Seitenventrikel gefüllt, dessen Vorderhorn nach rechts oben und hinten verlagert, deformiert, von medial eingedellt. Das Hinterhorn reicht auffallend weit nach hinten. Auf der seitlichen Aufnahme ist nur der hintere und mittlere Teil der Seitenkammer gefüllt. Arteriogramm: In Übereinstimmung mit dem Encephalogramm ist die Art. cerebri ant. mit dem Carotidensiphon in ihrem Anfangsteil nach unten hinten verdrängt. Im Bereich des vorderen Stirnhirns ist ein relativ kleiner Bezirk mit einzelnen deutlich gespannten Gefäßen sichtbar.

Durch das Arteriogramm war die Lokaldiagnose gegeben. Es handelte sich um einen bis ins Zwischenhirn reichenden Tumor des rechten tiefen Stirnhirns. Für eine orbitale und diencephale Beteiligung sprachen klinisch die heitere Stimmung und das starke Durstgefühl.

Operation (28. 7. 37, Dr. *Riechert*): Nach kegelförmiger Resektion im Bereich des mittleren Drittels der F_1 findet sich in etwa 4 cm Tiefe eine dunkelgefärbte Geschwulst, die das Mark des rechten Stirnhirns einnimmt und zum 3. Ventrikel reicht.

Am anderen Tage motorische Unruhe, viel Greifbewegungen, beiderseits Greifreflex und Gegenhalten. Nach 3 Tagen Bronchopneumonie und Exitus.

Bei der Sektion ergab sich ein offenbar vom Septum ausgehender Tumor, der vorn beide Hemisphären durchwächst, rechts mehr als links, das rechte und teilweise linke Orbitalhirn zerstört und die Stammganglien nach hinten drängt. Auf dem dritten Frontalschnitt (Abb. 17) durch F_1, Präzentralis und vor dem Schläfelappenpol liegt der Tumor symmetrisch in beiden Hemisphären, medial unterhalb des Balkens bis dicht unter das Ependym des Ventrikels, teilweise in den Fornix übergehend. Die Orbitalwindungen sind links verschmälert und rechts von Tumor durchwachsen.

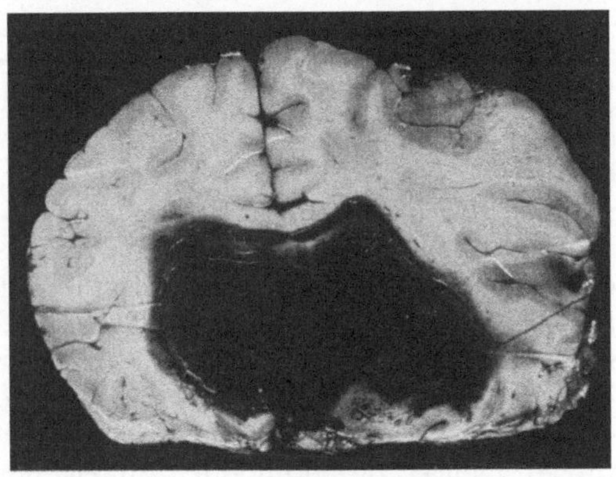

Abb. 17.

Mikroskopisch: Locker gebauter, in weiten Gebieten feincystisch zerfallender, zellarmer Tumor aus Elementen mit ovalen oder runden, auch bohnenförmigen Kernen ohne Mitosen; wenig Gefäße, keine Wucherungserscheinungen. Mit *Holzer*-Färbung zum Teil Gliafasern nachweisbar.

Diagnose: Astrocytom?

Erörterungen zu II.

Während bei der Tumorgruppe I die frontomotorischen Reiz- und Ausfallserscheinungen dargestellt wurden, sollen nun zwei weitere Symptome der Stirnhirntumoren näher beschrieben werden: der Antriebsmangel und die alogische Denkstörung.

Antriebsmangel.

„Mangel an Antrieb" *(Kleist)* ist neben der alogischen Denkstörung das kennzeichnende Symptom dieser Tumorgruppe (Fall 13, 14, 15, 16, 17 und 18 zeigten die Störung in eindrucksvoller Weise. Es war ein

allgemeiner Antriebsmangel, der die gesamte Motorik, also die Stammbewegungen wie das Sprechen und Denken betraf. Die Kranken wurden
bei ihrer täglichen Arbeit immer langsamer (Fall 13, 15, 18) und kamen
ihr nicht mehr nach. Ihre Bewegungen wurden ungeschickt und unbeholfen (Antriebsapraxie). Sie wurden stiller, sprachen wenig oder
gar nicht mehr (Spontanstummheit, Fall 17). In der Klinik lagen sie
stunden-tagelang im Bett, ohne aufzusitzen, aufzustehen oder sich
sprachlich zu äußern. Oft war erst auf wiederholtes Fragen und unter
ständigem Ermuntern eine Antwort zu erhalten. Sie kam dann zögernd,
langsam und mit tonloser Stimme. Dasselbe gilt für die Lokomotionen.
Sie erfolgten verspätet, langsam, manchmal wie in Zeitlupentempo,
kraftlos, blieben zuweilen in einer Teilhandlung stecken. Die Handlung
war dann bruchstückhaft (frontale Apraxie der Handlungsfolgen).
Untersichlassen war sehr häufig. Fall 16 mußte z. B. in gewissen Abständen zum Urinieren und zum Stuhlgang angehalten werden. Neben
Beteiligung der Parazentralläppchen und Benommenheit dürfte in
manchen Fällen auch die Antriebsschwäche diese Störung bedingt haben,
wie ich bereits ausführte. Auch das Denken war verlangsamt. Dies
zeigte sich u. a. an der herabgesetzten Produktivität (Fall 15, 17). Denken
ermüdete und strengte an, wie überhaupt bei manchen Kranken alle
Bewegungen mit dem Gefühl der Anstrengung verbunden waren. Umgekehrt wurde ein Rückgang der Antriebsschwäche als befreiend empfunden. Als sich bei Fall 8 z. B. nach der Bestrahlung der hochgradige
Antriebsmangel zurückbildete, während übrigens die alogischen Störungen blieben, empfand der Pat. es als eine große Erleichterung, wieder
eine Antwort geben zu können und reger zu sein, da er unter seiner
krankhaften Ruhe sehr gelitten habe. Fall 13 und 18 waren unaufmerksam,
vielleicht auch ein Zeichen der Antriebsschwäche. Es fehlte der Antrieb
und eine Nachhaltigkeit von Einstellbewegungen der Aufmerksamkeit.
Nur zeitweise trat dieser Antriebsmangel in reiner Form zutage.
Meist waren, wenn auch nur zeitweise, Rigor, Tremor, Haltungsverharren,
Gegenhalten, Echoerscheinungen, Befehlsautomatie u. a. Stammhirnzeichen beigesellt. Dies erklärte sich aus der Ausbreitung der Tumoren
auf die Stammganglien und aus den wechselnden Hirndruckerscheinungen.
Der Bewegungsausfall war dann das Ergebnis von frontalem Antriebsmangel und stammhirneigener Akinese. Reinere Fälle fanden sich bei
den umschriebenen und druckfreien Hirnverletzungen, wie sie *Kleist*
beschrieben hat. Derartige Begleiterscheinungen können das Bild einer
Schizophrenie (Katatonie) (Fall 18) oder arteriosklerotischen Zitterstarre
(Fall 14) vortäuschen. Als weitere Folge von Beteiligung der Stammganglien beobachteten wir zahlreiche umschriebene Hyperkinesen im
Sinne myostatischer und psychokinetischer Störungen, die infolge der
sonstigen Akinese um so deutlicher in Erscheinung traten: Antagonistentremor, stereotyp-iterative Unruhe beider Hände (Fall 14), Pseudo-

spontanbewegungen der Finger (Fall 18), choreiforme Bewegungen der linken Hand, Greifunruhe und Greifreflex, sterotypes Zupfen und Streichen (Fall 17). Amnestisch-dämmrige Zustände (Fall 18) und delirante Unruhe (Fall 12) konnten für kurze Zeit die Akinese unterbrechen. Sie sind, wie die häufig beobachtete Merk- und Zeitsinnstörung, ein Zwischenhirnsyndrom.

Bei den hier angeführten Kranken handelte es sich um mediane, doppelseitige Stirnhirnbalkentumoren. Fall 20 mit einem doppelseitigen mediobasalen Astrocytom unterhalb des Balkens, die als Gegenbeispiel dieser Gruppe eingereiht wurde, ließ eine Antriebsschwäche vermissen, sie bot dafür orbitale und diencephale Störungen. Auch Fall 19 ist atypisch. Hier handelte es sich um metastatische Tumoren. Die zunächst motorischen Erscheinungen wie Adversivkrämpfe und Dysartrie zeigten die linksseitige postfrontale Metastase an, während nach deren Entfernung keine Besserung, sondern Antriebsschwäche und stumpfes, gleichgültiges Wesen auftraten, bedingt, wie die Sektion ergab, durch einen zweiten präfrontoorbitalen Tumor rechts bei einer Linkshänderin. Das Glioblastom Fall 16 hatte auch die rechten Orbitalwindungen zerstört und reichte in den dritten Ventrikel. Daher die neben der Antriebsschwäche bestehende auffallende Charakterveränderung. Das Glioblastom bei Fall 17 durchsetzte die Rinde der drei Frontalwindungen, weshalb das klinische Bild (motorische Aphasie und Amusie, Spontanstummheit) dem eines Tumors der Gruppe I glich.

Bei den einseitigen Tumoren des Frontallappens nahm nur in vereinzelten Fällen die Antriebsschwäche solche Formen an wie bei den doppelseitigen Tumoren, und zwar nur bei linksseitigen Tumoren von Rechtsern oder rechtsseitigen bei Linksern. Beherrschend war sie bei Fall 10. Hier handelte es sich um ein linkes präfrontoorbitales Glioblastom. Das erste Symptom war der Antriebsmangel, hinzu kam eine gewisse sorglose Apathie als Folge der orbitalen Schädigung. Später traten Paresen und schließlich Stammhirnzeichen auf. Eine deutliche Antriebsschwäche bestand noch bei Fall 4 mit einem ins Präfrontale reichenden linksseitigen Glioblastom, bei Fall 5, einem mittleren und hinteren frontalen linken Granulom, bei Fall 8, einem ausgedehnten arteriographisch bestätigten linksseitigen Frontaltumor. Bei den mehr postfrontalen linksseitigen Tumoren war es weniger ein allgemeiner Antriebsmangel als Teilformen desselben: Fall 2, deutliche Denkverlangsamung und subjektiv stark empfundene Denkerschwerung mit innervatorischer Apraxie der rechten Hand und später motorischer Aphasie; Fall 3, sprachliche Aspontaneität mit Blickerschwerung zur herdgekreuzten Seite; Fall 17, Mangel an Sprachantrieb mit Dysarthrie und motorischer Amusie.

Diese Befunde decken sich mit denen bei Kriegsverletzten gemachten, obgleich letztere örtlich bestimmtere Schlüsse zulassen. Bei ihnen war nach *Kleist* vornehmlich Feld 9 bzw. die zu- und ableitenden, im Frontalmark verlaufenden Fasern betroffen, bei allgemeinem, besonders die Stammganglien betreffenden Antriebsmangel das vordere Drittel der F_1 und F_2, bei Spontanstummheit das hintere Drittel der linken F_3 und bei Denkverlangsamung das mittlere Drittel von F_2 und F_1.

Lemke beschrieb ebenfalls bei doppelseitigen Stirnhirntumoren schwere Antriebsschwäche. Auch hier war das eigentliche, dorsale Stirnhirn befallen. Heitere Temperamentsverschiebungen wie sexuelle Enthemmung bei gesteigerter Triebhaftigkeit wurde nur bei basalem Sitz beobachtet. Eine Mischung beider Bilder bot ein doppelseitiges basolaterales Sarkom.

C. Richter und *M. Hines* fanden bei Schädigungen des Feldes 9 an Affengehirnen ebenfalls Antriebsstörungen, allerdings im Sinne von Antriebssteigerung „increased spontaneous activity", jedoch nur dann nachhaltig und stark, wenn auch das Caudatum mitverletzt war, auf das *Kleist* die stereotyp-iterativen Unruheerscheinungen bezieht, wie unsere Beobachtungen bestätigen.

Alogische Denkstörung.

Die Denkverlangsamung wurde bereits als Teilform der Antriebsschwäche beschrieben und stellt eine frontale Störung des Denkens dar.

Ein zweiter, nicht ganz so häufiger Befund wie die Antriebsschwäche war die von *Kleist* als alogische Denkstörung beschriebene inhaltliche Störung der Gedankentätigkeit. Sie bestand bei Fall 10, 12, 15 und 17. In der freien Rede läßt sie sich nicht deutlich nachweisen, insbesondere wenn Antriebsschwäche bereits zu einer Verlangsamung und Verarmung des Denkens geführt hat. Man bedient sich nach *Kleist* deshalb besonderer experimenteller Untersuchungen. Es wurden der Reihe nach Aufgaben der Begriffsbildung (Erklärung konkreter und abstrakter Begriffe, Suchen nach Ober- und Unterbegriffen), Verhältnisaufgaben (Erklären von Unterschieden und Sprichwörtern), Beziehungsaufgaben (*Binet*-Bilderklärungen) und Kombinationsaufgaben (*Masselons* Dreiwortprobe) gestellt. Hierbei zeigten sich bei den vier Kranken deutliche und bestimmte Störungen.

Es seien einige Beispiele angeführt.

Fall 12, Telephonistin und Häuserverwalterin. (*Binet*-Gruß) „Das ist eine Frau, Kind, Baby und Mann." Sie zählt die Gegenstände auf, ohne den Zusammenhang zu erkennen.

Fall 15, Arbeiterin, mittlere Schülerin, nicht sitzengeblieben. (Irrtum/Lüge) „Ich weiß nicht, was ich da sagen soll." (Darf man lügen?) „Nein." (Darf man irren?) „Nein, auch nicht." (Unterschied?) ..... (Keine Rose ohne Dornen!) „Daß der Beruf nicht ohne Dornen bleibt." (Morgenstund hat Gold im Mund.) „...Na ja, daß die Morgenstunde ... halt Gold im Munde hat." (Der Apfel fällt nicht weit vom Stamm.) „Ich weiß nicht, was ich da anfangen soll." (*Binet*-Schneeball) „Der hat den am Schopf, weil er die Scheibe eingeschlagen hat." (Der andere?)

„Der freut sich, weil er da einen Schneeball reingeworfen hat. Haha, es gibt doch als mal gelungene Bilder." Sie kommt nicht auf den Zusammenhang.

Fall 17, gute Schülerin, tüchtige Hausfrau. (Morgenstund hat Gold im Mund.) „Das ist so, das sagt man einfach so."

Fall 13, Güterbodenarbeiter, guter Schüler. (Keine Rose ohne Dornen.) . . . . . (Der Apfel fällt nicht weit vom Stamm.) „Das sagt man, wenn einer so richtig aussieht wie der Stamm. Irgendeiner, von dem gesprochen wird." (Was ist der Stamm eines Menschen?) „Hier." Er zeigt auf die Stirne und lacht.

Die Begriffsaufgaben machten im allgemeinen auffallend wenig Schwierigkeiten, die Verhältnisaufgaben schon mehr. Hier waren es die Sprichwörter, die oft gar nicht oder schlecht erklärt wurden. Schwer fielen ferner die Beziehungsaufgaben. Die Kranken blieben in Einzelheiten stecken, ohne den höheren Zusammenhang zu finden. Unwichtiges wurde betont und Wichtiges weggelassen. Begriffsentgleisungen und Vermengungen, wie sie bei den paralogischen Störungen nachzuweisen sind, wurden dagegen nicht beobachtet. Es sind vielmehr einfache Gedankenausfälle, mangelhaftes kombinierendes und produktives Denken, was die alogische Demenz ausmacht.

Bemerkenswert ist, daß bei allen vier Kranken mit alogischen Störungen die höherwertige Hemisphäre Fall 12, 15, 17 links, Fall 13 rechts) deutlich stärker von Tumor infiltriert war. Er füllte hier das Gesamtmark der Hemisphäre, das Eigenmark besonders der dorsolateralen Windungen und zum Teil deren Rinde aus, während die andere Hemisphäre nur Teile ihres Gesamtmarkes zerstört zeigte. Bei den anderen Kranken ohne alogische Störungen war umgekehrt die höherwertige Hemisphäre weniger befallen und die andere (Fall 14, 16, 18 rechts) mehr beteiligt. Fall 20 (mediobasaler Tumor) zeigte ebenfalls keine Denkstörung.

Bei *einseitigen Tumoren* zeigten die linksseitigen die Störung mehr als die rechtsseitigen (30% : 22%). Es waren Tumoren, die auch durch Antriebsmangel gekennzeichnet waren (Fall 10, 5 und 8 links, Fall 25, 30 und 32 rechts). Bei den rechtsseitigen war, soweit sie zur Sektion kamen (Fall 30, 25), die ganze rechte Hemisphäre von Tumor eingenommen, die höherwertige linke Hemisphäre aber verdrängt. Die Tumoren lagen präfrontal oder reichten so weit (Fall 10, 5). Bei den mehr postfrontalen Tumoren (Fall 7, 6) fehlte eine Antriebsschwäche, und die alogische Störung war nicht so hochgradig.

Gösta Rylander beschrieb kürzlich bei am Stirnhirn operierten Kranken ähnliche Störungen des komplizierteren Denkens wie der Urteilsbildung und der Erkennung der Symbolbedeutung, ohne jedoch einen deutlichen Unterschied zwischen rechts- und linksseitig Operierten finden zu können.

Gelegentlich wurden wie bei Occipitalgeschädigten *Rechenstörungen* beobachtet. Bei Fall 8 gingen sie mit alogischen Störungen einher, bei Fall 2 und 26 aber nur mit Antriebsschwäche. Größere Rechenaufgaben aller Rechenarten wie Multiplikation, Division, Addition und Subtraktion machten Schwierigkeiten, während kleinere mehr gedächtnismäßige Aufgaben, z. B. aus dem Einmaleins, leicht gelöst wurden.

Psychische Nachbarschaftssymptome.

Außer den bisher beschriebenen beiden psychischen und stirnhirnspezifischen Störungen, dem Antriebsmangel und der alogischen Störung fanden sich zahlreiche andere psychische Ausfallserscheinungen, die sich aus der Nachbarschaft des Stirnhirns mit dem Orbital- und Zwischenhirn erklären. Oft bildeten sie sich bei deshydrierender Behandlung zurück, soweit sie auf Hirnschwellung beruhten. *Alajounine* und *Baruk, Bailey* u. a. sehen daher in einer ausgiebigen Deshydratation ein wichtiges differentialdiagnostisches Werkzeug. Dieselbe Wirkung kann Erniedrigung des Atmosphärendruckes haben. Während eines $2^1/_2$ stündigen Fluges in 2000 m Höhe beobachtete ich bei einem Tumorkranken einen deutlichen Rückgang seiner schweren Hirndruckerscheinungen, auch der psychischen, so daß noch 8 Tage mit der sofort geplanten Trepanation gewartet werden konnte.

Es sind Störungen der Persönlichkeit, ihrer Beziehung zur Umwelt, des körperlichen Befindens, des Gefühls- und Trieblebens sowie des Bewußtseins, die auf eine Mitschädigung des Orbitalhirns sowie des benachbarten Zwischen- und Stammhirns zurückzuführen sind. So fanden sie sich in dem vorliegenden Tumormaterial vorzugsweise bei doppelseitigen Tumoren mit myostatischen und psychokinetischen Symptomen (Fall 12, 13, 14, 15, 17, 18) oder orbitaler Beteiligung (Fall **16**). Bei Einseitigen konnten sie ganz fehlen (Fall 1, 2, 26).

Meist waren es *Störungen der Körperlichkeit*, des Körper-Ichs nach *Kleist*, insbesondere ein krankhaftes Wohlbefinden mit Mangel an Krankheitseinsicht (Euphorie). Die Kranken waren trotz der Schwere ihrer Erkrankung sorglos, ohne Beschwerden, gleichgültig, mit einer gewissen Lebhaftigkeit, die von einer gleichzeitig bestehenden Antriebsschwäche gedämpft werden konnte, z. B. bei Fall 10, einem linksseitigen frontoorbitalen Glioblastom, bei dem auch körperliche Überempfindlichkeit bei Berührungen mit Zusammenschrecken bestand. Körperliches Fremderleben zeigte Fall 11 (linksseitiges präfrontales Oligodendrogliom), die ihre Stimme und ihre Augen verändert glaubte.

Häufig waren *Triebstörungen* im Sinne der Erhöhung beigesellt. Die Kranken waren leicht erregt, aufbrausend, gereizt, zornig, zuweilen auch sexuell erregbarer (Fall 26) als früher.

Gelegentlich fanden sich *affektive Störungen* wie Affektlabilität (Fall 6, 12, 26), Zwangsweinen, gedrückte und heitere Stimmungsbilder. Letztere waren ein deutliches Symptom bei dem doppelseitigen mediobasalen Astrocytom (Fall 20), was mit dem Durstgefühl für einen zwischenhirnnahen Tumor sprach. *Foerster* konnte experimentell durch Hypothalamusreizung solche maniakalische Bilder erzeugen.

Eigentliche *Charakterveränderungen im Sinne von Unreife und Störungen der Gemeinschaftsgesinnungen* waren selten. Am deutlichsten waren sie bei Fall 16). Dieser benahm sich wie ein Halbwüchsiger, war ohne Takt, machte schlüpfrige Witze und neckte mit Vorliebe seine Umgebung. Zunehmender Antriebsmangel verdeckte diese Veränderungen. Affektive Störungen im Sinne von Affektlabilität und depressiven Stimmungsherabsetzungen traten dann hinzu. Diese Charakterveränderungen fand *Kleist* vornehmlich bei Orbitalhirnschädigungen, was *Spatz*, *Lemke* und *Duus* bestätigten. Im vorliegenden Falle (Fall **16**) waren auch die rechten Orbitalwindungen vom Tumor durchsetzt. Im Gegensatz zu diesen orbitalbedingten Persönlichkeitsstörungen sind die übrigen Veränderungen des körperlichen Befindens sowie des Gefühls- und Trieblebens von einer Mitschädigung des Zwischenhirns abhängig.

Nach den Untersuchungen von *Mauthner, Heß, Pette* und *Kleist* ist die Zwischen-Mittelhirngegend für *Schlaf-Wachstörungen* verantwortlich zu machen. Bewußtseinsstörungen während einer in Lokalanästhesie ausgeführten Hirnoperation beschreibt *v. Stockert* als unmittelbares Herdsymptom des Zwischen-Mittelhirns. Die *zeitamnestischen Störungen* betrachtet *Gamper* als ein Syndrom der Corpora mammillaria. Diese Störungen waren bei ausgedehnten und mit Stammhirnzeichen einhergehenden Frontaltumoren häufig und wurden in 40% der vorliegenden Fälle beobachtet. Sie konnten mit Konfabulationen oder Schwerbesinnlichkeit einhergehen. Oft erst spät schlossen sich mit zunehmendem Hirndruck Schläfrigkeit, Schlafsucht, Benommenheit und Dämmerzustände an.

Bei Fall 26, einem Meningeom der rechten mittleren und hinteren F_2, konnte man mit zunehmendem Hirndruck in einer der Lage des Tumors entsprechenden Reihenfolge die einzelnen psychischen Störungen beobachten. Sie war zunächst hochgradig antriebsarm, lag ruhig ohne eine spontane Äußerung zu Bett, wurde dann paranoisch, spöttelnd, scherzhaft, alles belächelnd, zunehmend euphorisch, später erotisch und schließlich benommen. Nach Entfernung des Tumors gingen sämtliche Störungen zurück. Bei späteren Rezidiven trat nur noch Antriebsmangel auf. Die psychischen Störungen waren somit als Druckerscheinungen eines umschriebenen rechtsseitigen gutartigen Frontaltumors reversibel.

Bleibende psychische Veränderungen beschreibt *Brickner* bei einem Tumorkranken, dem beide Frontallappen bis auf die prämotorische und *Broca*-Region entfernt worden waren, und interpretiert diese insgesamt als „the synthesizing defekt". Das klinische Bild gleicht dem eines unserer präfronto-orbitalen Tumoren und stellt einen Mischzustand einer Reihe psychischer Störungen dar. Der Kranke konnte den Gedankengängen anderer folgen, sie beurteilen, selbst jedoch nur einfachere

Synthesen finden, es war ein Mangel, Gedanken sinnvoll zusammenzufassen und zu gestalten, außerdem war der Gedankengang deutlich verlangsamt. Initiative fehlte. Der Kranke machte nie die Anstrengung, seine geäußerten Pläne zur Ausführung zu bringen. Seiner Umwelt gegenüber war er überheblich, boshaft, zornig. Er neigte zum Witzeln, war euphorisch, expansiv und zeigte eine entsprechende motorische Überaktivität. Letztere kann nicht, wie *Foerster* in diesem Falle meint, gegen den Antriebsmangel angeführt werden. Da sowohl das dorsale als auch das basale Stirnhirn (Orbitalhirn) entfernt war, fanden sich neben den Störungen des eigentlichen Stirnhirns (alogisches Denken, Denkverlangsamung, Mangel an „Initiative") auch solche der Basis (Charakterveränderungen), so daß der Kranke sehr wohl den Eindruck eines erregten und enthemmten Menschen machen konnte[1].

Myostatische, psychokinetische und katatone Störungen.

Diese Erscheinungen waren bei frontalen Hirntumoren wesentlich häufiger als bei frontalen Hirnverletzungen. Dies hängt mit der Ausdehnung und den Druckwirkungen der Tumoren sowie der engen Nachbarschaft der Stirnhirntumoren mit den Vorderhirnganglien zusammen. So traten diese Störungen auch vorzugsweise bei den doppelseitigen Stirnhirnbalkentumoren auf. Fall 16 und 20 mit mehr orbitalem und basalem Sitz ließen sie vermissen. Bei Fall 12, 13, 14 und 17 bestanden bereits makroskopisch tumoröse Veränderungen der Stammganglien. Am ausgedehntesten waren sie bei Fall 12 (Haltungsverharren, Gegenhalten, Echopraxie, Echolalie, Perseveration), wo nur caudale Teile der linken zentralen Ganglien, d. h. von Caudatum und Putamen vorhanden waren und der rechte Nucleus caudatus verdrängt erschien. Fall 13 (Haltungsverharren, Gegenhalten, im späteren Verlauf auch Rigor links und Fingertremor rechts) hatte ein vom Tumor lateral verdrängtes Caudatum und tumoröse Veränderungen des linken Thalamus. Bei Fall 14 (Rigor in Armen und Beinen, intermittierender Antagonistentremor beider Hände, zeitweise iterativ-stereotypes Nesteln, Zupfen und Streichen beider Hände) ergriff der Tumor das rechte Putamen und Pallidum. Fall 17 (choreiforme Bewegungen der linken Hand, Greifunruhe, Greifreflex, stereotypes Zupfen und Streichen, Neigung zu Haltungsverharren und Gegenhalten, besonders am linken Arm und Bein) zeigte ein tumorös verändertes Putamen und Caudatum links. Bei Fall 15 (Haltungsverharren, Hakeln, Greifreflex, Zwangslachen) kommunizierten große Tumorcysten mit dem erweiterten linken Ventrikel und bei Fall 18 (Gegenhalten, Hakeln, Zwangsgreifen, Pseudospontanbewegungen der Finger, Echolalie, Perseveration und Iteration)

---

[1] Man vergleiche die Kritik von *Johannes Lange* [Mschr. Psychiatr. **99**, 141 (1938)]. *Lange* spricht von einer „unvorstellbaren sexuellen Schamlosigkeit" bei dem Kranken *Brickners*.

handelte es sich um einen medianen, bis in Höhe des Gyrus praecentralis reichenden Tumor, der beide Caudata und Ventrikel nach unten verdrängte.

Auch bei den einseitigen Tumoren zeigt sich eine Abhängigkeit psychokinetischer, katatoner und myostatischer Erscheinungen von Hirndruck und ganglionärer Tumorausdehnung. Bei Fall 1, 2, 6, 9, 24, 28 und 29 fehlten sie. Angedeutet vorhanden waren sie bei Fall 3 und 7. Erst im späteren Verlauf, und zwar bei der dritten Klinikaufnahme, traten bei Fall 11 mit Bewußtseinstrübung Zwangsgreifen, Hakeln, Gegenhalten und Haltungsverharren auf. Deshydration konnte sie zum Schwinden bringen; so bildeten sich bei Fall 3 und 22 die nach einer Woche Klinikaufenthalt aufgetretenen Erscheinungen, wie Greiftendenz, Festhalten, Hakeln, Kontraktionsnachdauer, zwangsläufige antagonistische Innervation der linken Hand, Haltungsverharren und allgemeine Akinese auf Traubenzuckerinjektionen zurück. Dieselbe Wirkung hatte die Röntgenbestrahlung bei Fall 8. Hier schwanden Haltungsverharren, Greifreflex und Hakeln. Postoperativ stellten sich mit deliranter Unruhe bei Fall 21 einfache Gliederbewegungen rechts, Haltungsverharren, Gegenhalten, Hakeln und Greifreflex ein. Waren die Stammhirnzeichen von Anfang an ausgeprägt und dauernd bei einseitigen Tumoren vorhanden, so wurden autoptisch meist auch entsprechende Veränderungen der Stammganglien gefunden (Fall 4: linkes Putamen und Pallidum; Fall 10: Pallidum links und Verdrängung der linken Ganglien nach rechts; Fall 5: Atrophie des linken Thalamus mit besonders links erweitertem Ventrikelsystem; Fall 25: rechtes Putamen, Pallidum und Caudatum; Fall 27: rechte Stammganglien; Fall 30: rechtes Caudatum mit Erweiterung des rechten Ventrikels).

Lokalisatorisch umstrittene Symptome dieser Gruppe sind die *Greifreaktionen* auf optische Reize (Nachgreifen) und taktile Reize (Greifreflex von *Janischewsky* und *Kleist*, Zwangsgreifen von *Schuster*) mit Kontraktionsnachdauer oder Gegenhalten, Festhalten, Hakeln *(Kleist)*. Die vorangegangenen Ausführungen sprechen für die Auffassungen von *Kleist, Foerster* u. a., die im Gegensatz zu *Schuster, Fulton* und *Kennard* u. a. in den Greifreaktionen kein frontales, sondern ein stammhirneigenes Symptom erblicken, das durch Druckwirkung vom Stirnhirn aus entstehen kann. Anfügen möchte ich noch eine kürzlich von *mir* gemachte Beobachtung bei einem in der Klinik begutachteten und an der *v. Winiwarter-Bürger*schen Krankheit leidenden Manne, bei dem von einer umschriebenen rechteckigen Stelle der linken Hohlhand aus der Greifreflex auszulösen war. Die begleitenden Symptome wie halbseitige Enthirnungsstarre mit Halsreflexen usw. sprachen für einen Mittelhirnprozeß. Insgesamt wurde 10mal bei den 32 aufgeführten Tumoren der Greifreflex beobachtet, häufiger als bei anderen Autoren. *Frazier* z. B. beobachtete ihn nur einmal unter 105 Stirnhirntumoren.

III. Rechtsseitige Tumoren.

Fall 21. D., Minna, 50 Jahre, geb. 1887. November 1937 anfallsweise auftretendes Schwächegefühl in der linken Hand, später im linken Arm und Bein. Sie glaubte, die Finger seien weg, das Bein sei kürzer. In der Folgezeit auch Kopfdrehung nach rechts und Zuckungen in der linken Hand. Dezember 1937 Anfall: sie hatte dabei das Gefühl, als ob der linke Arm in die Luft springen wollte, war bewußtlos; Zuckungen der linken Gesichtshälfte, beim Erwachen eisiges Gefühl am Kopfe. Wiederholung dieses Anfalles nach 5 Tagen. In letzter Zeit Kopfschmerzen, Erbrechen, Schlaflosigkeit.

Klinik: 28. 12. 37 bis 26. 1. 38; 22. 4. 38 bis 17. 5. 38. RR 165/95. Mundfacialisschwäche links. Grobe Kraft des linken Armes in Schulter, Ellenbogen und Hand herabgesetzt. RPR links erhöht. Leichte Astereognosis links. Etwas Adiadochokinese links. Steigetendenz des linken Armes bei Augenschluß. BDR (+). Tonus des linken Beines leicht erhöht, grobe Kraft etwas herabgesetzt.

Die linksseitigen Herdanfälle sowie das Erbrechen und die Kopfschmerzen waren auf einen rechtsseitigen Tumor der Zentrofrontalgegend zu beziehen. Die leichte Astereognosis und die linksseitigen Schmerzen konnten Druckerscheinungen der C. p. oder des Thalamus darstellen.

Bei der Encephalographie war der rechte Seitenventrikel nicht gefüllt, dagegen die periphere Luftfüllung dieser Seite vermehrt und das Ventrikelsystem nicht verdrängt. Bei der Arteriographie zeigte sich keine Veränderung der Gefäße im Sinne einer Neubildung. Ein kleiner, röntgenologisch noch nicht faßbarer Tumor und ein Gefäßprozeß (erhöhter RR) kamen differentialdiagnostisch in Betracht.

Im März 1938 ein Anfall mit dem Gefühl, als ob das linke Bein in Stücke fliege, danach Lähmung des linken Fußes. Später Anfälle im linken Arm, in den Fingern beginnend. Druck im Hinterkopf, Schläfrigkeit.

Trepanation (Dr. *Riechert*, 6. 5. 38): Großer rechtsseitiger, temporal gestielter Hautmuskelknochenlappen. Keine Duraspannung. Im oberen Teil der C. a. und angrenzenden F_1 ein gut abgrenzbarer, etwa pflaumengroßer Tumor, der sich gut entfernen läßt.

Postoperative delirante Unruhe, Zunahme der linksseitigen Parese, am 2. Tage hyperkinetische Erscheinungen am rechten Arm, Hand und Finger weniger, auch am rechten Bein. Einförmige schlagende und winkende iterative Bewegungen des rechten Armes, später einfache Fingerbewegungen, zuletzt des 2. und 3. Fingers der rechten Hand. Haltungsverharren, Gegenhalten, Hakeln, Greifreflex. Nicht ansprechbar. Lungenembolie. Exitus.

Bei der Sektion fand sich im obersten Teil der C. a. und angrenzenden F_1 rechts neben dem pflaumengroßen Defekt eine halbkreisförmig ins Gehirn vordringende bräunlichrote Masse, die in F_1 cystisch durchsetzt erschien, nach hinten eine kirschgroße Blutung umschloß, die die C. p. nach oben preßte. Das Mark der Umgebung war ebenfalls bräunlichrot verändert und geschwollen. Die rechte Balkenhälfte war nach unten gedrängt. Im Striatum, Pallidum und Thalamus sowie Mittelhirn waren die Gefäße klaffend; beide Thalami waren zusammengedrängt und der dritte Ventrikel zu einem schmalen Spalt verengt.

Auf dem Frontalschnitt durch die Mitte der Operationswunde (Abb. 18) findet sich eine halbkreisförmig in das Gehirn eindringende bräunlichrote Masse, die gut gegen die Hirnsubstanz abgegrenzt ist. Das rechte Hemisphärenmark ist bis an die Stammganglien geschwollen, weich, in der Mitte, nahe dem Balken, rötlich. Hier treten die Gefäße stärker hervor.

Die Stammganglienveränderungen waren vermutlich die Grundlage
der postoperativen Hyperkinesen, der deliranten Unruhe und psycho-
motorischen Zeichen wie HH, GH, Hakeln usw.

Mikroskopisch: Glioblastom.

Fall 22. G., Karl, 51 Jahre, geb. 1887. Früher getrunken, jetzt nicht mehr.
Seit 2—3 Wochen lieblos zu Frau und Kindern, hat grundlos geschimpft. Vor
5 Tagen plötzlich während der Arbeit umgefallen, arbeitete weiter, zu Hause Kopfschmerzen, Schwindel und Erbrechen. Furchtbarer Geruch in der Nase. Einweisung wegen Tumorverdacht.

Klinik: 21. 8. bis 11. 9. 38. Stirngegend klopfempfindlich. Rotatorische Übererregbarkeit des rechten Labyrinths mit Erbrechen. Mundfacialisschwäche links.

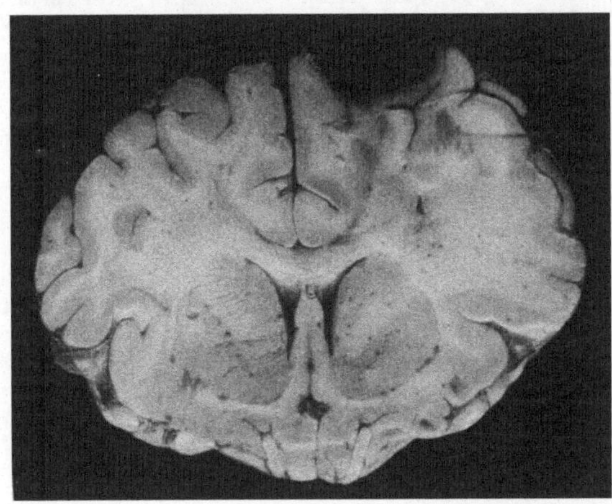

Abb. 18.

BDR fehlend. Babinski links mehr als rechts positiv. Fallneigung nach hinten.
Desorientiert, zeitweise euphorisch, ohne Stellungnahme zur Krankheit und ohne
Beschwerden. Schwerbesinnlich. Nach einer Woche an linker Hand: Greiftendenz,
Festhalten, Hakeln, Kontraktionsnachdauer, zwangsläufige antagonistische Inner-
vation, so erfolgte z. B. entgegen dem Willen des Pat. statt der geforderten Hand-
öffnung ein Handschluß, ein von *Beck* beschriebenes Symptom, dessen filmerische
Darstellung und Analyse wir bei einer Kranken gaben. Haltungsverharren, all-
gemeine Akinese. Antriebsschwäche. Vorstehende Zeichen wie die allgemeinen
Hirndruckerscheinungen (Kopfschmerzen und Erbrechen) gingen auf Traubenzuckerinjektionen zurück.

Tumor war wahrscheinlich, obwohl eine Arteriosclerosis cerebri nicht
mit Sicherheit auszuschließen war (apoplektiformer Beginn, vorgerücktes
Alter, einwandfreier Fundus). Die Lokalisation war fronto-(Antriebsschwäche)temporal (Geruchssensationen als Druck auf das vordere
Riechhirn) mit Druck auf die Stammganglien.

Bronchopneumonie. Exitus.

Die Sektion ergab einen kleinapfelgroßen, gelatinösen, rötlich-gelben Tumor
des oberen Hemisphärenmarkes der rechten hinteren Stirnhirnhälfte mit Zerstörung
des Gyrus cinguli, der rechten Balkenhälfte und Vorwölbung gegen die linke Hemi-

sphäre sowie Verdrängung des Seitenventrikels und der Stammganglien rechts nach unten. Auf dem frontalen Orientierungsschnitt (Abb. 19) durch die Mitte von F_1 vor den Schläfelappenpolen ist rechts oberhalb des Balkens die Tumormasse zu sehen. Sie wölbt sich gegen die gegenüberliegende Hemisphäre deutlich vor, drückt den Balken nach abwärts und nimmt die Hälfte des Markes der Stirnhirnhemisphäre ein. Auf beiden Hemisphären sind die Windungskuppen verstrichen und die Furchen eng aneinander liegend.

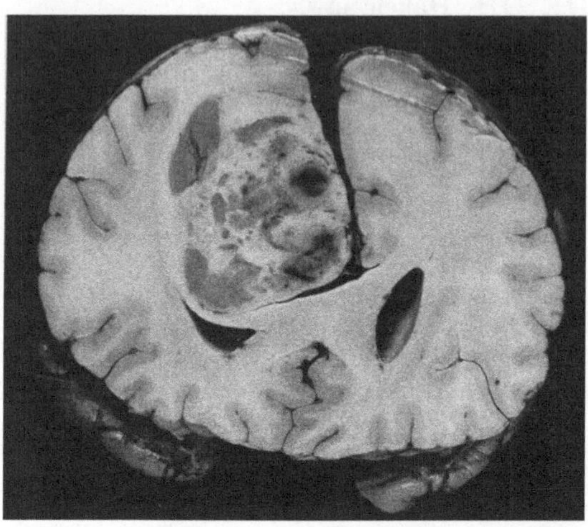

Abb. 19.

Mikroskopisch: Glioblastom.

Fall 23. H., Emilie, 35 Jahre, geb. 1902. Vor 2 Jahren Stirnhöhlenkatarrh, seitdem Kopfschmerzen. Im letzten Jahre Verschlechterung, heftigere Kopfschmerzen mit Übelkeit, Erbrechen und Anfälle mit Bewußtlosigkeit und Krämpfen in Armen und Beinen. Röntgenologisch fand sich eine fünfmarkstückgroße Knochenneubildung an der Lamina externa des rechten Stirnbeines. Seit einigen Wochen Sehverschlechterung und Doppeltsehen.

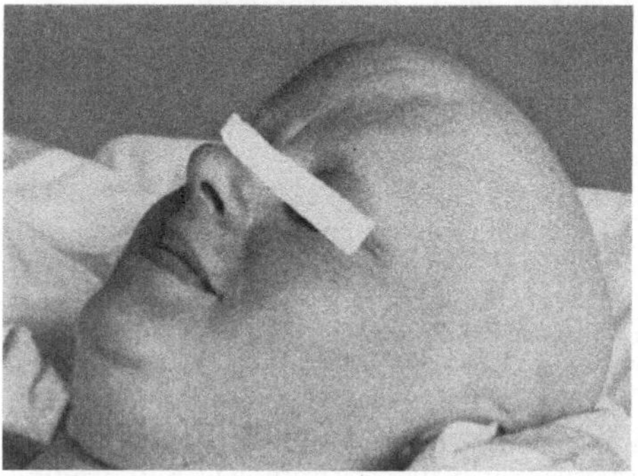

Abb. 20.

Klinik: 15. 6. bis 20. 7. 38. An der rechten Stirne eine runde, handtellergroße, uhrglasförmige Vorwölbung, die im Laufe der letzten 4 Jahre entstanden sei (Abb. 20). Beiderseits unscharfe und prominente Papille. Leichte Ptosis rechts, Abducensschwäche rechts. Nystagmus. Oppenheim links positiv. Auf der Schädelleeraufnahme Verdickung des rechten Stirnbeines und Sellaerweiterung. Im Arteriogramm erscheint die Knochenverdickung stark vascularisiert. Sowohl zahlreiche Duragefäße als auch ein gröberer Ast der Art. cerebri ant. ziehen zum Tumor. Das bis zum Orbitaldach tumorös veränderte Stirnbein wird operativ (Dr. *Riechert*) entfernt. Beide Stirnhirnpole waren durch den Tumor eingedellt. Das Hirngewebe war stellenweise malacisch verändert. Operation gut überstanden.

Mikroskopisch: Osteom.

Fall 24. H., Josef, 36 Jahre, geb. 1902. Mit 8 Jahren Gelenkrheumatismus. Guter Schüler. Schlosserlehre. Jetzt Lehrlingsausbilder in einer Maschinenfabrik. Juni 1938 4 Wochen linksseitige Ischias. Dann Kopfschmerzen. Zuerst leichtes Ziehen über dem rechten Auge, später von der Stirne bis zum Nacken. Juli anfallsartige Stirn- und Nackenschmerzen, September tagelang anhaltende Kopfschmerzen mit Nackensteifigkeit, Schwindel, Erbrechen. Gehunsicherheit und Sehverschlechterung.

Nervenklinik Essen: 20. 10 bis 27. 10. 38. N. supra- und infraorbitalis druckschmerzhaft. Links Mundfacialisschwäche. Beiderseits Stauungspapille, rechts 3,5 Dptr. und links 2,5 Dptr. PSR und ASR beiderseits gesteigert. Allgemein verlangsamte psychische Reaktionsfähigkeit. Schwankender Verlauf. Freie Intervalle wechseln mit Zuständen von Benommenheit mit Erbrechen, Ataxie und Fallneigung nach rechts ab. Encephalographisch fand sich fast nur der linke Ventrikel gut gefüllt und nach links verdrängt, desgl. der dritte Ventrikel, der rechte Seitenventrikel erschien stark eingeengt und deformiert. Hirntumor in Höhe der rechten Stammganglien mit Wachstumsneigung zur hinteren Schädelgrube. Verlegung.

Klinik: 23. 11. 38 bis 6. 1. 39. Steifhaltung des Kopfes. Nackendruckschmerz, links stärker als rechts. Feinschlägiger Nystagmus beim Blick nach beiden Seiten. Beiderseits Stauungspapille rechts von 1,5 Dptr. und links 2,4 Dptr. Für Farben konzentrische und uncharakteristische Einschränkung des Gesichtsfeldes, links ausgesprochener als rechts. Zentrales Skotom links. Geringe Innenohrschwerhörigkeit rechts. Leichte Zungenabweichung nach links. Tonus, grobe Kraft und Reflexe an beiden Armen o. B. Geringer Intentionstremor beiderseits. Beim *Barany*schen Zeigeversuch (horizontal und vertikal) geringes Vorbeizeigen des rechten Armes nach rechts, zeitweise geringes Abweichen des rechten Armes nach rechts beim Armhebeversuch. Tonus und grobe Kraft der Beine regelrecht. PSR und ASR gesteigert. Oppenheim und Gordon rechts positiv. KHV beiderseits leicht unsicher. Bei Augenfußschluß angedeutete Fallneigung nach rechts. Konstante Gangabweichung nach links. Bewegungen etwas verlangsamt, sprachlich etwas still, intellektuell o. B. Merkfähigkeit und Gedächtnis ohne wesentliche Störung. Keine rechte Teilnahme, keine tiefere Krankheitseinsicht. Leicht schläfrig und schwerbesinnlich.

Die anfallsartig auftretenden und bis in den Nacken reichenden Kopfschmerzen mit Schwindel, Erbrechen und Nackensteifigkeit sowie Intentionstremor, Nystagmus und die Abweichreaktionen sprachen für einen Tumor der hinteren Schädelgrube oder ein sehr rasch wachsendes Großhirngliom mit Zysternenverquellung.

Die präoperative Ventrikulographie ergab stärkste Verdrängung des Ventrikelsystems nach links mit Schrägstand des dritten Ventrikels im Sinne eines sehr ausgedehnten rechtsseitigen frontotemporalen Tumors. Der noch auf dem Röntgentisch erhobene neurologische Befund wies jetzt deutliche, einem Tumor der rechten Hemisphäre entsprechende Reflexerhöhung und positiven Babinski am linken Bein auf.

Bei der nachfolgenden Trepanation (Dr. *Riechert*, 2. 12. 38) fand sich ein diffuser den vergrößerten Temporallappen durchsetzender und bis zum Stirnhirnpol reichender Tumor.

Ungestörter Heilungsverlauf. Röntgennachbestrahlung. Geringe spastische Zeichen links, allgemeine Verlangsamung und Euphorie.

Fall 25. J., Maria, 47 Jahre, geb. 1887. Immer sehr lebhaft, lustig und gesellig. 1930 wegen Uterusmyom Probelaparotomie und einmalige Bestrahlung mit nachfolgender Menopause und entsprechenden Beschwerden, insbesondere Fettsucht. 1931 Kopfschmerzen. Links erhöhte Beinreflexe. 1932 stärkere Kopfschmerzen und Stauungspapille, links 4 und rechts 5 Dptr. Sella ausgeweitet und verschleiert, daher Annahme eines Hypophysentumors. Von anderer Seite Einschränkung konjugierter Augenbewegungen und Tumor der Vierhügelgegend festgestellt.

Röntgenbestrahlung durch Prof. *Holfelder*. Nach vorübergehender Verschlimmerung (Hirnschwellung) bis zur Bewußtseinstrübung und zu deliranten Zuständen mit optischen und akustischen Halluzinationen Nachlassen der Kopfschmerzen, des Erbrechens und Rückgang der Stauungspapille. Pat. wurde langsam in ihren Bewegungen und Äußerungen, mußte sich lange besinnen, war oft wie abwesend, unaufmerksam, ermüdete sehr leicht beim Lesen und Schreiben. Leichtes Schwindelgefühl. Erneute Bestrahlung, dabei wieder delirante Unruhe. Deshalb Klinikeinweisung.

Klinik: 16. 2. bis 30. 5. 34. Starke Adipositas, ergraute Haare, Puls 80/1 Min. Stirnbeingegend klopfempfindlich. Supra- und Infraorbitalpunkt beiderseits druckschmerzhaft. Conjunctival- und Cornealreflex beiderseits schwach, rechts stärker als links. Stauungspapille beiderseits von 3 Dptr. Cochlear und vestibular o. B. Linksseitige Mundfacialis- und Hypoglossusparese. Armtonus links erhöht, mehr im Sinne des Rigors als des Spasmus. Händedruck links abgeschwächt und zittrig. RPR links erhöht. Ständige Unruhe in beiden Händen, Kratzen, Greifen, Nesteln, später mehr links. Abweichen des ausgestreckten linken Armes nach innen. Adiadochokinese beiderseits, links mehr als rechts. Beim Gehen fehlende Mitbewegung links. Etwas Intentionstremor beim FNV rechts. Rigorartige Steifigkeit beider Beine, proximal mehr als distal. PSR beiderseits schwach, links besser als rechts auslösbar. ASR links erhöht. Beiderseits gekreuzter Babinski. Oppenheim rechts positiv. Gordon rechts positiv, links schwach positiv. Beim Sitzen und Stehen Überhängen des Oberkörpers nach rechts und hinten. Beim Gehen Gangabweichung nach rechts. Gegenhalten (Hakeln) und Haltungsverharren. Ausdruckslose Miene, weitgehender Ausfall an Bewegungen und Sprachäußerungen. Starke Verlangsamung aller Denkprozesse und Unproduktivität. Zeitliche Desorientierung und Merkschwäche. Zeitweises subjektives Wohlbefinden und Mangel an Krankheitseinsicht. Anfangs schläfrig, Perseveration.

Es war ein ausgedehnter rechtsseitiger Stirnhirntumor mit Druck auf das linke Stirnhirn (Antriebsmangel) und Druckerscheinungen nach dem Zwischenhirn (Euphorie, Schlafsucht, weitgehender Regungsmangel, Gegenhalten, Rigor) sowie Beteiligung der C. a., deren Stabkranz, der inneren Kapsel, eventuell beider Hirnschenkel (geringe linksseitige Parese und Pyramidenbahnsymptome am rechten Bein) und des Caudatum (Unruheerscheinungen iterativer Art) anzunehmen.

Rechtsseitige Stirnhirnpunktion ergab Tumormaterial. Im Encephalogramm ist das rechte Vorderhorn und die Pars centralis nicht dargestellt, der linke Ventrikel und das rechte Unter- und Hinterhorn erweitert.

Chirurgische Klinik. Operation (Prof. *Sebening*, 9. 6. 34): Handflächengroße Trepanation in der rechten Frontoparietalgegend. Apfelgroßer Tumor im Stirnhirn zu tasten. An der zweiten Stirnhirnwindung vorn wird eine Cyste eröffnet.

Am anderen Tage plötzlich Atemstillstand. Exitus.

Nach dem Sektionsergebnis handelte es sich um einen Tumor des rechten tiefen Stirnhirnmarkes, das bis in die Rinde von F_2 vordrang, das linke Stirnhirn stark verdrängte, vorn bis zum Pol und hinten in Balken, Septum pelluzidum, Caudatum, vorderen Schenkel der inneren Kapsel wie Putamen und Pallidum reichte. Die Abb. 21 stellt einen Horizontalschnitt vom Stirnhirnpol bis zum Kleinhirn dar. Auf diesem Schnitt zeigt sich die rechte Hemisphäre um gut die Hälfte verbreitert. Der Balken ist nach links gedrängt. Das rechte tiefe Stirnhirnmark ist von kleinen Cysten durchsetzt und sieht schwammartig aus. Die Veränderung erstreckt sich in der F_2 bis in die Rinde, erfüllt die Insel und reicht nach innen bis an die Medianlinie. Auch Balken und Septum pelluzidum sind davon betroffen. In der Gegend des Vorderhornes befindet sich eine Höhle, die offenbar das erweiterte, in seinen

Wandungen veränderte Vorderhorn des Ventrikels darstellt. Weiter hinten liegt eine umfangreiche, frische Blutung, die auch das Inselmark erfüllt. Vom Caudatum und dem vorderen Schenkel der inneren Kapsel ist nichts mehr zu unterscheiden. Der hintere Schenkel der inneren Kapsel ist erhalten, aber nach hinten gedrängt. Von Putamen und Pallidum sind nur die hinteren Teile erhalten.

Mikroskopisch: Locker gebauter Tumor mit netzig angeordneten Zellen, ovalen oder rundlichen Kernen, Neigung zur Cystenbildung in der Tiefe, mit einigen kleineren, großzelligen Partien, spärlichen Gefäßen ohne Wucherungserscheinungen. Mit *Holzer*-Färbung hochgradige Faserbildung.

Diagnose: Astrocytom (fibrillär).

Fall 26. K., Emilie, 32 Jahre, geb. 1895 [1]. In letzter Zeit zunehmende seelische Veränderung. K. vernachlässigte ihren Haushalt, die Wohnung war voll Ungeziefer.

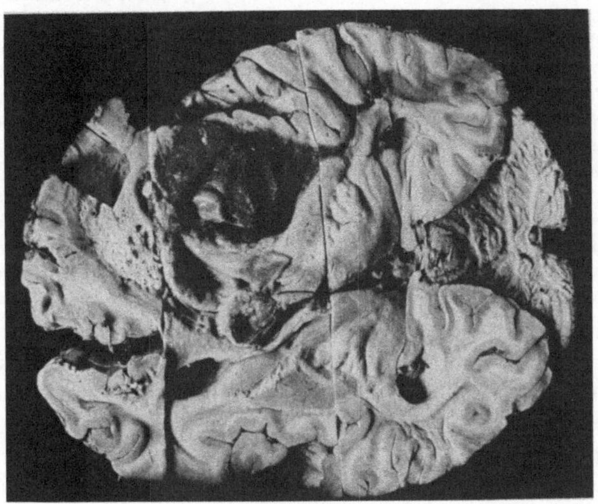

Abb. 21.

Ihre Kinder waren verwahrlost. Sie selbst schien kaum davon berührt, machte einen stumpfen Eindruck. Seit einem Monat Kopfschmerzen, Schwindel, Erbrechen, anfallsweise auftretendes Zittern des Unterkiefers und der Zunge, Sehverschlechterung. Wegen Erkrankung des ZNS in

Klinik: 12. 8. 27 bis 25. 1. 28. Myopie, links mehr als rechts. Wechselnde vestibulare Übererregbarkeit des rechten und linken Labyrinths bei calorischer Prüfung. Linksseitige Mundfacialisparese bei Willkürbewegungen. Etwas verwaschene, teilweise unverständliche, monotone Sprache bei kaum wahrnehmbaren Mundbewegungen. Zeitweise links gegenüber rechts gesteigerte Armreflexe. Händedruck links herabgesetzt. Adiadochokinese links. PSR und ASR +. Babinski rechts wie links fraglich positiv. Gordon und Oppenheim links positiv. Letzterer auch gekreuzt auslösbar. Erhöhter Liquordruck bei negativer Eiweiß- und Wassermannreaktion. Örtlich und zeitlich orientiert. Merkfähigkeit und Gedächtnis erhalten. Urteilsbildung ungestört. Produktives Rechnen erschwert. Unaufmerksamkeit. Psychische Veränderung fortschreitend. K. lag bald regungslos im Bett. Ließ spontan sprachliche Äußerungen vermissen. Die Vorgänge der Umgebung schienen sie nicht zu berühren. Selbst ihrer eigenen Lage gegenüber blieb sie gleich-

---

[1] Siehe auch *Kleist:* Gehirnpathologie, S. 970.

gültig trotz einer gewissen Einsicht in den Ernst ihrer Erkrankung. Bei Fortschreiten derselben wurde K. euphorisch, lächelnd brachte sie ihre Beschwerden vor, teilweise etwas scherzhaft und spöttelnd, machte Witze, an denen sie sich am meisten erfreute. Auch Vorhaltungen vermochten nicht ihre spöttelnd-gleichgültige Haltung zu ändern. Sie handelte unüberlegt und ohne Zielsetzung. Es machte ihr nichts aus, einen Brief an ihren Mann mit einer falschen, ähnlich lautenden Adresse zu versehen, belächelte einen entsprechenden Vorwurf. Der zunehmenden Euphorie folgte eine erhöhte sexuelle Erregbarkeit. Sie verlor das Gefühl für Schicklichkeit und Anstand, führte schlüpfrige Unterhaltung, die stark in das Erotische hinüberspielte. Sie wollte Casanova lesen, Hausfreunde haben, ihr Leben genießen. Eine freundliche Miene des Arztes deutete sie in ihrer paranoischen Haltung als Spott über ihr tugendsames Leben.

Nach 3 Monaten: Kopfdrehung nach links behindert, Druckempfindlichkeit des N. occipitalis und Trigeminus rechts. Unsicherheit und Unbeständigkeit der Augeneinstellung nach links. Vorübergehende Abducens- und Hypoglossusparese links. Stauungspapille beiderseits, rechts mehr als links. Mitmachen der Halsmuskeln beim Anheben des Kopfes. Leichte Tonuserhöhung im linken Arm, grobe Kraft desselben herabgesetzt. Armreflexe links etwas stärker als rechts positiv. Vorbeizeigen des linken Armes nach rechts. BDR fehlend. Parese des linken Beines, distal zunehmend, später Hüftschwäche rechts. PSR +, ASR links erhöht. Fußklonus links. Oppenheim und Gordon links +, Babinski links, später auch rechts +. Im Stehen Neigung des Oberkörpers nach rechts, des Kopfes zur linken Schulter (kompensatorisch). Bei Augenfußschluß Schwanken nach beiden Seiten und besonders nach hinten. Taumelnder Gang mit Abweichung nach rechts. Zeitweise deutliche Nackenspannung.

Linksseitige Parese und Pyramidenzeichen am rechten Bein, Antriebsschwäche mit Unaufmerksamkeit, Unbeständigkeit der Blickbewegung nach links, Rechtsneigung des Oberkörpers waren die Lokalzeichen eines Tumors der rechten C. a. mit Beteiligung der linken oberen C. a. und der rechten F_2 (mittleres und hinteres Drittel), eventuell eines parasagittalen Meningeoms.

Bei Encephalographie keine Ventrikelfüllung. Deutliche Gefäßzeichnung. Erweiterung der Schädelnähte. Aufhellung des rechten Stirnbeins. Zunahme der allgemeinen Hirndruckerscheinungen wie Kopfschmerzen und Erbrechen. Es bestand Druckpuls und eine Bradykardie von 60/1 Min. Bewußtseinstrübung und Benommenheit.

Trepanation (Prof. *Peiper*, 26. 1. 28): Über dem rechten Stirnhirn ein kinderfaustgroßes Meningeom (mittleres und hinteres Drittel von F_2), das enucleirt wurde. Leicht aufgeregt, zum Weinen geneigt, dann auffallend euphorisch, neurologisch spastische Zeichen links. Entlassung.

K. blieb 5 Jahre beschwerdefrei. 1933 traten nach Entfernung eines Atheroms wieder Kopfschmerzen auf. 1936 Anfall. Zuckungen am Kinn, des Gesichts, beider Hände, links mehr als rechts, bewußtlos. Wiederholung dieses Anfalles alle 4 Wochen nach der Periode. 1937 Häufung der Anfälle.

Klinik: 27. 5. 37. Sie klagte über Kopfschmerzen in der rechten Scheitelgegend, Langsamkeit ihrer Bewegungen, werde in ihrem Haushalt nicht mehr fertig, saß regungslos auf dem Stuhl, sprach spontan nichts, gab erst auf Fragen zögernd Antwort, sprach langsam, monoton und undeutlich. Ihr Gesicht war wenig belebt und ausdruckslos. In der rechten Frontotemporalgegend eine handtellergroße Knochenimpression mit einem talergroßen Knochendefekt. Über diesem war die Haut gespannt und vorgewölbt. Keine Pulsation. Linksseitige Mundfacialisparese. Fundus o. B. Leichter Spasmus des linken Armes. Links erhöhte

Armreflexe. BDR (+). Oppenheim, Gordon und Babinski links positiv. Etwas verlangsamter Denkablauf, sonst keine Denkstörung.

Trepanation (Prof. *Schmieden*, 2. 6. 37): Nach Aufklappen des alten Weichteillappens an der Grenze zwischen Stirn- und Schläfelappen ein kleinbirngroßer, schwammiger, sehr gefäßreicher, bis Fingerlänge ins Gehirn reichender Tumor. Nach Ausschälung desselben Blutung in der Tiefe. Ein zweiter kirschkerngroßer Tumor, wahrscheinlich an der Ventrikelwand, wurde sichtbar.

3 Wochen später Röntgentiefenbestrahlung.

Zu Hause depressiv, weil der Tumor nicht ganz entfernt worden war, raffte sich aber ihren Kindern zuliebe wieder auf. 3. 8. 37 Anfall, Zucken am Kinn, Mund, um die Augen, im ganzen Gesicht, an den Händen, diese krampften sich zur Faust, bewußtlos, Kopfschmerzen.

Klinik: 5. 8. 37. Klagen über Vergeßlichkeit, Vorgänge der jüngsten Zeit könne sie sich kaum entsinnen, gut dagegen der ihrer Jugend. Sie sprach langsam, ihre Bewegungen waren auffallend lahm. Deutlich pulsierende Trepanationsstelle. Nervenaustrittsstellen im ganzen druckschmerzhaft. Beim *Barany*schen Zeigeversuch horizontales Vorbeizeigen beiderseits nach unten. Gehen mit geschlossenen Augen unsicher, Schwanken nach rechts und links. Grobe Kraft des linken Armes herabgesetzt. BDR (+). Gordon und Oppenheim links positiv.

Fall 27. M., Ludwig, 25 Jahre, geb. 1907. 1929 erster Anfall mit Bewußtlosigkeit und linksseitigen Zuckungen, 1930 zweiter Anfall mit leichter Schwäche und Gefühllosigkeit des linken Mundwinkels. 1931 linksseitige Gesichtszuckungen im Anfall. Später häufigeres Auftreten der Anfälle und Beginn mit saurem Geschmack oder kaltem Gefühl im linken Gaumen, das in ein pelzig-taubes Gefühl überging, später auch mit Geruch nach verbranntem Gummi. Der Anfall konnte nach Genuß von sauren oder süßen Speisen auftreten und mit einem Schluck Wasser oder einer Einnahme von Natr. bicarb. coupiert werden. Wegen hochgradiger Stauungspapille mit Übergang in Atrophie (Prof. *Wissmann*) 1932 Entlastungsoperation (Prof. *Heile*) und Bestrahlung. Rückgang der Stauungspapille. 1933 erneute Bestrahlung (Prof. *Holfelder*), danach Rückgang der Anfälle bis 1936.

Klinik: 8. 6. bis 2. 7. 36. Zentrofrontaler rechtsseitiger Knochendefekt mit im unteren Teil pulsierendem Prolaps. Blasse und unscharf begrenzte Papillen. Linksseitige Mundfacialis- und Hypoglossusschwäche. Anosmie rechts. Mäßige Parese im linken Arm, distal mehr als proximal. Mitspannung beiderseits. Mitbewegungen rechts. Erhöhte Mitbewegungen im linken Arm und Unruhe desselben. Links erhöhte Beinreflexe. Hypästhesie links, deutlich am Mundwinkel und am Daumen. Abweichen des linken Armes nach innen beim *Barany*schen Zeigeversuch. Stimmung heiter, gleichgültig, ohne Einschränkung der geistigen Fähigkeiten.

Die Verbindung von Sensibilitätsstörungen an Oberlippe und Daumen sowie Zuckungen verweisen an sich auf einen Rindensitz, auch die Geschmacksstörungen können so erklärt werden. Nun fand sich aber bei einer rechtsseitigen Trepanation kein Tumor. Außerdem bestanden Hirnstammzeichen (Mitspannen, Mitbewegungen, Zittern). Es war demnach ein tiefer Marktumor der rechten Hemisphäre in Nähe des Thalamus oder ein basaler Stirnhirntumor mit Druck nach oben anzunehmen. Für letzteren sprach die Euphorie.

Die Arteriographie (Prof. *Tönnis*) ergab keinen eindeutigen Befund. Das suboccipitale Encephalogramm stellte einen mehrkammerigen cystischen Tumor des rechten Stirnhirns dar. Bei der Trepanation (Prof. *Tönnis*) über dem rechten Stirnhirn fand sich ein subcortical gelegenes cystisches Gliom, das den ganzen rechten Frontallappen durchsetzte. Dieser wurde bis auf das Orbitalhirn reseziert. Seit der Operation war M. schlafsüchtig und starb nach einer Woche.

Die Sektion zeigte, daß das Gliom noch weit nach hinten in die Stammganglien reichte, die Schädelbasis stark ausgeweitet und das Orbitaldach teilweise durch Druckwirkung geschwunden war.

Mikroskopisch: Tumor mittleren Zellreichtums, an manchen Stellen ausgesprochen faserbildend, an anderen cystisch zerfallend, mit reichlichen Gefäßen und vielen regressiven Veränderungen. Einzelne Mitosen, Verkalkung vieler, die Geschwulst überlagernden Rindencapillaren. Diagnose: Astrocytom, zum Teil unruhiges Wachstum.

Fall 28. M., Gustav, 57 Jahre, geb. 1880. Von je leicht erregbar. Nach einer Verschüttung im Felde nervöse Störungen und Schwerhörigkeit rechts.

1935 schwere Rippenfellentzündung, die zu Hause behandelt wurde. Seitdem rasches Altern, Appetitlosigkeit und Schwächegefühl. Januar 1936 an einem Tage Schwindel und Erbrechen. Dezember d. J. ebenfalls. Wegen gleichzeitiger Leibschmerzen wurden Darmspasmen angenommen. 8. 11. 37 Schwächegefühl im linken Fuß, der nachschleifte. Zunehmende Schwäche im linken Bein, nach weiteren Tagen auch im linken Arm. M. war schläfrig, fühlte sich müde und abgespannt. 23. 2. 37 Kollaps. Daraufhin in die

Klinik: 23. 2. bis 4. 3. 37. Reduzierter Allgemeinzustand. RR 130/70. Cystitis. Ptosislinks. Pupille links lichtträge. Myopische Fundusveränderungen. Mundfacialis- und Hypoglossusparese links. Spastische Parese des linken Armes und Beines. Astereognosis der linken Hand für kleinere Gegenstände.

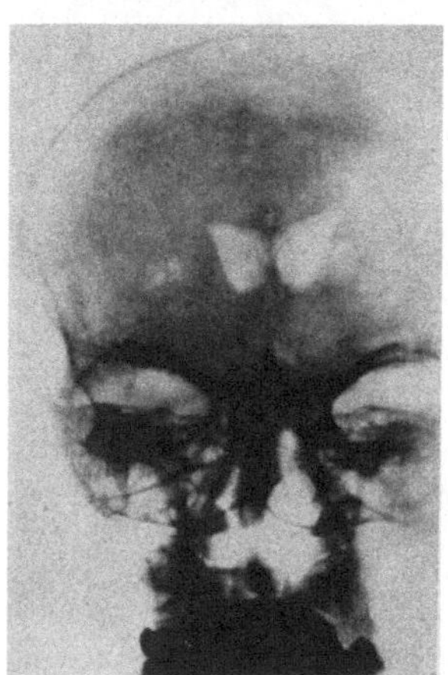

Abb. 22.

Die im linken Fuß beginnende und auf das übrige Bein und den Arm sich fortsetzende Parese führte zur Annahme eines parasagittalen Tumors. Die linksseitige Oculomotoriusparese wurde als Druckwirkung auf den linken N. oculomotorius angesehen. Allerdings war eine Apoplexie bei Arteriosclerosis cerebri nicht mit Sicherheit auszuschließen.

Im Encephalogramm (Abb. 22) fand sich der rechte Seitenventrikel tiefer stehend, in seinen oberen Partien durch einen von oben kommenden Druck abgeflacht und eingedellt. Dies sprach mehr für einen Tumor.

Verlegung nach der neurochirurgischen Abteilung in Würzburg (Prof. *Tönnis*). Wegen Kreislaufschwäche wurde von weiteren diagnostischen Eingriffen abgesehen. Es wurde mehr ein gefäßbedingter Prozeß angenommen und Pat. zur Kreislaufbehandlung der Med. Klinik (Prof. *Grafe*) überwiesen, von wo er nach Rückgang der Lähmungserscheinungen dem Städt. Krankenhaus Offenbach überwiesen wurde. 30. 7. 37 Unruhe und Kribbeln im linken Bein, anschließend Zuckungen im linken Fuß, dann im ganzen linken Bein, später auch im linken Arm und an der linken Hals- und Gesichtsseite. Dabei krampfhafte Linksneigung des Kopfes. Bewußtsein erhalten. Sprache etwas verwaschen. 18. 4. 37 Wiederholung der Anfälle ohne Beteiligung der Hals- und Gesichtsmuskulatur. Daraufhin erneute Eiweisung in die

Klinik: 21. 4. bis 5. 5. 37. Kopf nach links geneigt. Linke Pupille etwas weiter als rechte, träge auf Licht reagierend. Geringe Blickerschwerung nach beiden

Seiten. Linksseitige Mundfacialis- und Hypoglossusschwäche. Spastische Parese des linken Armes und Beines zugenommen. Linker Ellenbogen spastisch kontrahiert. Linker Fuß aktiv nicht zu bewegen. Hypästhesie auf der ganzen linken Körperhälfte für Berührung, besonders an der Hand. Bewegungsempfindung an Fingern und Zehen leicht gestört. Die folgenden Tage war Pat. delirant, über Ort und Zeit desorientiert, wälzte sich im Bett herum, war ängstlich, glaubte, es sei Feuer ausgebrochen, die Feuerwehr müsse alarmiert werden, um es zu löschen. Er war schläfrig, gähnte viel, war ohne Appetit, stieß auf, hatte Urinverhaltung und klagte über Blasenkrämpfe (Prostatahypertrophie und Cystitis). 24. 4. 37 klonische Zuckungen und Schmerzen im linken Arm. 4. 5. 37 Arteriogramm (Dr. *Riechert*): Gespannte Gefäße im Gebiet der Art. cerebri ant.; Art. pericallosa marginalis besonders gespannt und nach unten gedrängt.

Die im Verlauf zunehmende linksseitige spastische Parese mit besonderer Beteiligung des Fußes sowie klonische Zuckungen des linken Armes und das Arteriogramm drängten zur Annahme eines Tumors des rechten und hinteren Frontozentralbereiches, eventuell einer Metastase eines Lungentumors angesichts der Rippenfellentzündung, von der sich M. nie wieder erholt hatte, mit Druckwirkung auf das Zwischenhirn (Schläfrigkeit und ängstlich-delirante Unruhe).

Letztere Vermutung wurde bestätigt. Wegen des schlechten Allgemeinzustandes mußte von einer Trepanation abgesehen werden. Bronchopneumonie. Kreislaufschwäche. Exitus.

Sektion: Fast völlig zerfallenes Carcinom des rechten Lungenoberlappens. Metastasen in den rechten Hiluslymphknoten. Carcinommetastase im hinteren und medialen Teil der ersten Stirnhirnwindung von Kirschkerngröße mit Erweichung der Umgebung (hinteres oberes Stirnhirn, obere Gegend der Zentralwindungen und Parazentralläppchen rechts) und hochgradige Hirnschwellung.

Mikroskopisch: Hochgradig von Hämorrhagien durchsetzter, zellreicher Tumor aus kleinen Rundzellen, zwischen denen zahlreiche, große, geschwollene, teilweise etwas braun pigmentierte Bindegewebszellen liegen. Die genaue Einordnung dieser zuletzt beschriebenen Formen ist nicht möglich (unter dem Einfluß der Blutung progressiv veränderter Stromazellen?). Der Befund paßt sonst zur Annahme eines kleinzelligen Bronchus-Ca., das bei Autopsie sichergestellt wurde.

Diagnose: Bronchial-Ca.-Metastase.

Fall 29. M., Alfred, 23 Jahre, geb. 1902 [1]. Uneheliche Geburt, Erziehungsanstalt. Zweimal sitzengeblieben, besonders das Rechnen fiel ihm schwer. Schneiderlehre, verließ die Lehrstelle, überredete einige Anstaltszöglinge zur Flucht, 8 Tage Gefängnis, Erziehungsanstalt. Knecht, Schiffsjunge, Silberputzer. Wegen Diebstahl ins Gefängnis. 1923 wegen Landfriedensbruches verhaftet. 3 Jahre Gefängnis.

August 1925 matt, wie zerschlagen, einmal für 1 Min. auf der linken Seite entsetzliche Angst verspürt. Kopfschmerzen mit Erbrechen, meist morgens. Seit 4—5 Monaten Sehverschlechterung. Bewegungen langsamer, unbeholfener, schlapper, könne nicht mehr allein gehen, zuerst habe er noch allein aufstehen können, jetzt sei das unmöglich, er könne nicht einmal mit Unterstützung gehen, knicke beim Gehen ein, seit 8 Tagen sei die Sprache langsamer geworden, das Sprechen strenge ihn an, weil ihm dabei die Luft ausgehe. Der Geruch habe immer mehr nachgelassen, jetzt rieche er überhaupt nichts mehr. Früher sei er ein lebhafter Mensch gewesen, immer zu Dummheiten und Streichen aufgelegt, leicht reizbar, habe kein grobes Wort vertragen können und deshalb oft Streitereien

---

[1] Siehe auch *Kleist*, Gehirnpathologie, S. 955.

und Schlägereien gehabt, man habe ihn in den Anstalten gefürchtet. Seit der Erkrankung sei er immer gleichgültiger geworden, habe kein Interesse mehr, keine Freude, sei noch aufgeregter und reizbarer geworden, manchmal denke er, daß er bald sterben müsse und dann erlöst sei, mache sich zeitweise Gedanken über seine Krankheit. Am liebsten möchte er schlafen. Blasenschwäche. Wegen starker Gewichtsabnahme vom Gefängnis der inneren Klinik überwiesen, von dort wegen Haftpsychose in die

Klinik: 1. 1. bis 11. 1. 26. Stark abgemagerter Mann von asthenischem Habitus, blasser Gesichtsfarbe. Puls 82/1 Min. Intern o. B. Nackensteifigkeit, steife Kopfhaltung, passive Kopfdrehung nach links- und -beugung nach vorn schmerzhaft. Trigeminus links hypästhetisch. Linker M. masseter paretisch. Protrusio bulbi rechts. Rechts fehlender, links sehr häufiger Lidschlag. Beide Pupillen weit, rechts mehr als links. Träge Lichtreaktion. Sehvermögen fast aufgehoben. Es wird nur noch Lichtschein wahrgenommen. Augenbewegungen nach allen Richtungen, besonders nach rechts, eingeschränkt. Horizontaler Nystagmus beim Blick nach beiden Seiten, besonders auf dem rechten Auge. Internusparese links. Periphere Facialislähmung rechts. Anosmie. Ageusie auf den vorderen $2/3$ der linken Zungenhälfte. Schwerhörigkeit rechts. Hypotonie der Arme. Grobe Kraft der Arme, rechts mehr als links herabgesetzt. RPR schwach +, Bic.R-, Tric.R-. Adiadochokinese, rechts mehr als links. Feinschlägiges Spreizzittern, rechts mehr als links. Starke Hypotonie der Beine. Linkes Bein aktiv unbeweglich. Grobe Kraft des rechten Beines stark herabgesetzt. PSR—. ASR (+). Oppenheim und Gordon links schwach positiv. Beim Aufsetzen rechtes Bein in Beugestellung (positiver Kernig). Allgemeine Überempfindlichkeit gegenüber Nadelstichen. Sprache verlangsamt, sehr rasche Ermüdbarkeit, Schlafsucht.

Die wechselständige Lähmung (vollkommen rechtsseitige Facialis-, Arm- und linksseitige Trigeminuslähmung wie linksseitige Beinparese) wurde ohne genaue Kenntnis von der zeitlichen Aufeinanderfolge der Krankheitserscheinungen als echte Lokalsymptome gewertet und ein Tumor der Ponsgegend angenommen.

Den eigentlichen Sachverhalt klärte die Sektion auf. Pat. starb nach einer in der chirurgischen Klinik vorgenommenen Entlastungstrepanation — großer, schwammiger, gut abgrenzbarer, mehr komprimierend als zerstörend wachsender medialer Tumor des rechten Frontalmarkes, der vom Pol bis zur unteren Balkenhälfte und zum Ventrikel reichte. Auf Frontalschnitt I (Abb. 23) durch die Mitte von F_1 und F_2, Vorderteil von F_3 ist das rechte Stirnhirnmark von einem Tumor eingenommen, der bis zur Medianlinie reicht, das linke Stirnhirn verdrängt und lateral an das Eigenmark von F_1 und F_2 vordringt.

Mikroskopisch: Zelldichter, hochgradig polymorpher Tumor mit reichlichen, hyperchromatischen Riesenzellen; vorwiegend spindelige, große Zellen in paralleler Anordnung, keine regressiven Erscheinungen in dem untersuchten Schnitt. In der Leber ein reichlich Bindegewebsstroma bildendes Adeno-Ca.

Diagnose: Hirntumor der Glioblastoma multiforme-Gruppe und Gallengangs-Ca.

Fall 30. O., Josef, 45 Jahre, geb. 1886. Verwandte psychopathisch. Bruder, Bettnässer. Pat. als robust, arbeitsam, tüchtig, gewissenhaft, leicht gereizt und rechthaberisch geschildert. Früher kurze dämmerige Erregungszustände, dabei einmal zum Fenster herausgesprungen, ein anderes Mal einen Kameraden gewürgt. Weihnachten 1931 anfallsartige Kopfschmerzen, zuweilen mit Erbrechen. Nachlassen des früheren Arbeitseifers, mußte zur Arbeit angehalten werden. Schwindelanfälle, Absencen. Zwei Anfälle mit angeblicher Bulbusdrehung nach rechts und tonisch-klonischen Zuckungen rechts. Sehverschlechterung. Einweisung wegen Tumor der mittleren bis hinteren Schädelgrube in die

Klinik: 22. 6. bis 9. 7. 32. Puls 68/1 Min. RR 140/70. Abduzensparese, rechts mehr als links. Conjunctival- und Cornealreflex rechts herabgesetzt. Links Sehnervenatrophie, rechts Stauungspapille. Wechselnder Befund bei Vestibularisprüfung. Mundfacialisschwäche rechts bei Willkürbewegungen, mimisch erscheint der linke Mundast schwächer. In einer Absence Zuckungen im linken Facialisgebiet. Geruchs- und Geschmacksherabsetzung, links mehr als rechts. Armreflexe o. B. Beim Händedruck beiderseits Zittern. Leichter Intentionstremor und geringe Bradyteleokinese beim FNV links. Geringe Adiadochokinese links.

Beim Sprechen Mitbewegungen im linken Facialis und in der linken Hand im Sinne einzelner Fingerstreckungen. Dauernde Greifunruhe in der linken Hand. Stützreaktion am linken Arm. Etwas Gegenhalten und Hakeln rechts. Hüftschwäche beiderseits. Streckschwäche des Fußes, rechts mehr als links. PSR und

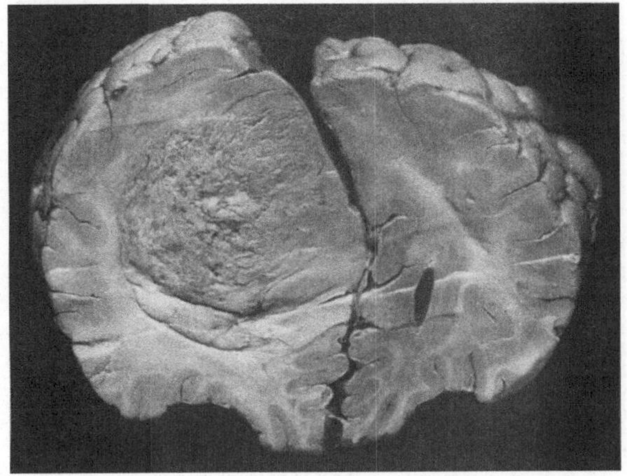

Abb. 23.

ASR rechts gegenüber links erhöht. Babinski links positiv, später rechts, dann beiderseits negativ. Leichte Asynergie beim Aufrichten aus Rückenlage. Allgemeine Hyperpathie, links mehr als rechts. Untersichlassen von Urin. Leicht gereizt und ablehnend, schnodderig in seinen Bemerkungen. Neigung zum Witzeln, auffälliger Mangel an Krankheitsgefühl. Euphorie. Sich selbst überlassen nur geringe Spontaneität, deutlicher Mangel an Antrieb im Handeln, Bewegen, Sprechen und Denken. Zögernd und langsam erfolgen seine Antworten. Meist sitzt er untätig da. Mangel an Produktivität und deutliche Kombinationsschwäche. Erkennt z. B. auch bei leichteren bildlichen Darstellungen nur schwer die Zusammenhänge, die *Binet*-Bilder vermag er gar nicht zu erklären. Merkschwäche. Ungenaue zeitliche Orientierung.

Die angeblich rechtsbetonten Anfälle mit beidseitigen Pyramidenzeichen, Antriebsmangel, Denkausfälle sowie Wesensänderung und Hyposmie führten zur Annahme eines ausgedehnten, überwiegend linksseitigen, tiefen Stirnhirntumors. Die linksseitigen Unruheerscheinungen mit HH und GH deuteten auf eine Stammhirnbeteiligung.

Rechtsseitige Ventrikelpunktion mit Luftfüllung: Nichtfüllung des linken Vorderhorns, Erweiterung des rechten Seitenventrikels. Dritter Ventrikel nicht sichtbar. Histologische Untersuchung aspirierter Gewebsstücke : Randstücke eines zellreichen, teilweise nekrotisch gewordenen Glioms. Operation (Prof. *Schmieden*, 14. 7. 32): Nachdem oberflächlich kein Tumor sich findet, wird zwischen Falx und rechter Hemisphärenwand eingegangen und nach innen vom Gyrus cinguli Tumorsubstanz gefunden, die nach innen und unten sich ausdehnt und auch nach links hinüberreicht. Eine Abgrenzung ist nicht möglich. Es gelingt nur Teile zu entfernen. Kreislaufschwäche, Lungenödem, Exitus (18. 7.).

Sektion: Großer Stirnhirntumor der rechten Hemisphäre vom Ventrikel oder Balken ausgehend. Linkes Stirnhirn nur eingebuchtet (Abb. 24).

Mikroskopisch: Tumor aus kleinen Rundzellen mit typischer Architektur. Die Kerne liegen in einem Netz kleiner Maschen (Vakuolen). In einzelnen besonders

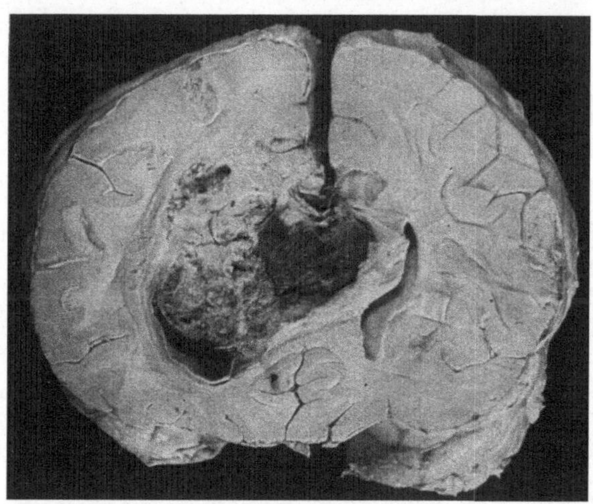

Abb. 24.

rindennahen Teilen große Kerne. Neigung zu Cystenbildung und einzelnen Nekrosen. Ausbildung von Gefäßschlingenwällen. Keine Verkalkung.

Diagnose: Oligodendrogliom.

Fall 31. Sch., Ferdinand, 49 Jahre, geb. 1886. Im Kriege Lungen- und Rippenfellentzündung. Seit 1927 wegen chronischer Bronchitis arbeitsunfähig. April 1935 Kopfschmerzen und starres Gesicht. Ende des Monats ins St. Marienkrankenhaus eingeliefert. Wurde 14 Tage wegen Bronchitis und Herdnephritis behandelt. Während des Aufenthaltes wurde er verwirrt und äußerte Selbstmordabsichten. Deshalb Verlegung nach der

Klinik: 9. 5. bis 22. 5. 35.

Rechte Pupille weiter als linke, beide Pupillen entrundet, rechte mehr als linke und nur mäßig auf Licht reagierend. Blickschwäche nach links und oben, besonders am rechten Auge. Abducensschwäche beiderseits. Beiderseits Stauungspapille von 4—5 Dptr. Mundfacialisparese links. Zungenabweichung nach rechts. Oraler Einstell-, Schnapp- und Saugreflex. Hypotonie links, Rigor rechts, grobe Kraft des linken Armes herabgesetzt. RPR —. Haltungsverharren, Mitmachen, Gegenhalten rechts, Nachgreifen, Greifreflex, Festhalten, rechts stärker als links. BDR links gegenüber rechts abgeschwächt. Grobe Kraft in der Hüfte bds. herabgesetzt. Hypertonie links. PSR und ASR links erhöht. Oppenheim und Gordon links positiv. Fußklonus links. Gegenhalten im rechten Fuß. Hypästhesie auf der linken Körperhälfte. Alternierende Bewegungsunruhe der rechten Hand und des rechten Fußes. Greifen, Tasten, Strecken und Beugen. Beim Stehen starkes Überhängen nach hinten. Blasenschwäche. Ansprechbar, hochgradig schläfrig, ruhig. Blick eigenartig starr, Miene unbewegt, Hände über der Brust gefaltet; von der Umgebung schien er keine Notiz zu nehmen; verstand die an ihn gerichteten Fragen, antwortete sinngemäß, änderte dabei aber kaum die Miene. Zeitlich und örtlich desorientiert, merkschwach, sprachliche Iterationen, gedankliche Perseverationen, keine Denkstörungen. Suboccipitale Encephalographie: linkes Vorderhorn erweitert und nach links verschoben, rechtes herabgedrückt und über die Mittellinie nach links gedrängt, mittlere und vordere Gegend des rechten Seitenventrikels nach unten gedrängt.

Während man nach der klinischen Symptomatologie versucht war, den Tumor in den Stammganglien zu suchen, mußte er nach dem röntgenologischen Befunde rechts medial im Stirnhirn gelegen sein, so daß er den rechten Seitenventrikel nach unten drückt und einen Druck auf den rechten Stabkranz mit seinen motorischen und sensiblen Bahnen ausübt. Auch auf den linken Stabkranz mußte der Tumor einwirken, da das rechte Bein geschwächt war. Die Blasenschwäche wies auf die beiderseitige Parazentralgegend. Durch weitere Druckwirkungen auf das Zwischenhirn und die Vorderhirnganglien waren Schlafsucht, Haltungsverharren, Mitmachen, Iteration, Gegenhalten zu erklären. Am Bewegungsmangel wirkten sowohl ein frontaler Antriebsmangel wie eine Stammhirnakinese mit. Es handelte sich demnach sehr wahrscheinlich um ein rechtsseitiges parasagittales Meningeom oder einen medial gelegenen rechtsseitigen Stirnhirntumor. Für letzteres sprach die kurze Anamnese.

Bronchopneumonie. Exitus.

Sektion: Ausgedehnter Tumor der rechten Hemisphäre, der vom Pol (Rinde und Eigenmark der F_1), oberen Hälfte des Gesamtmarkes (Rinde und Eigenmark von F_1 und dorsalen F_2 im mittleren und vorderen Drittel) zur vorderen Balkenhälfte zieht, das rechte Vorderhorn dorsolateral umgibt, dorsolaterale Teile des Striatum und der inneren Kapsel einnimmt, in Höhe des Gyrus praecentralis zur oberen Ventrikelkante reicht. Weichbröckelige Veränderungen finden sich auch in der unteren Markhälfte im Bereich des vorderen Drittels des Frontallappens, am Pol des linken Vorderhornes, des Seitenventrikels in Höhe des mittleren und hinteren Teiles von F_1 und F_2, im Putamen beiderseits, rechts mehr als links. Zur Erläuterung diene Frontalschnitt II (Abb. 25): Schläfenpol gerade angeschnitten, beide Ventrikel eröffnet, Balkenknie caudal noch getroffen, Ventrikelsystem nach links verschoben. Rechter Seitenventrikel von oben her zusammengedrückt. Im Bereiche des Markes des rechten Stirnlappens findet sich eine bröckelig weiche, schwammige Masse, die median bis dicht unter die Rinde reicht, dorsal die Rinde infiltriert, lateral bis etwa an die Rinde reicht, basal in Höhe der Mitte des rechten Ventrikelrandes abschließt. Das pathologische Gewebe reicht bis 3 mm vor die vordere Inselregion heran. Der rechte Teil des Balkenknies ist ebenfalls infiltriert. In dem pathologischen Gewebe finden sich zahlreiche dickwandige Gefäße mit offenem Lumen. Im Mark unterhalb der zweiten Stirnhirnwindung links befindet sich ein eben angeschnittener spaltförmiger Hohlraum mit nicht verfärbter warzenartiger Oberfläche von etwa 2 cm Länge bis 4 mm Breite. Auf der rechten Hemisphäre ist das Caudatum zu sehen.

Mikroskopisch: Vorwiegend spindelzelliger Tumor, bei dem nur wenige Zellen als Manschetten perivasculär zwischen den hochgradigen Nekrosen erhalten sind.

Unruhiger Gefäßbau, zahlreiche Wandwucherungen, Thrombosen, große „Fistel"-gefäße.

Diagnose: Glioblastoma multiforme.

Fall 32. V., Karl, 49 Jahre, geb. 1889. Volksschule, Installateur, fleißiger und beliebter Arbeiter. 1915 Heirat. Glückliche Ehe. 1 gesundes Kind. 1914—17 im Felde. Granatsplitterverletzung am linken Bein. Im Wesen immer heiter und vergnügt, früher allerdings auch leicht erregbar. 1930 Ulcus duodeni. 1929 erster Anfall mit 10 Min. langer Bewußtlosigkeit ohne Krämpfe und nachfolgender Müdigkeit. Bis 1933 jährlich ein Anfall. 1932 mit Kopfdrehung nach links. 1933 Anfall auf der Arbeitsstätte. Wurde bewußtlos ins hiesige Marienkrankenhaus gebracht. 29. 5. bis 23. 6. 33 Diagnose: Epilepsie und Appendicitis. 1934 drei Anfälle. Aufnahme ins hiesige Bürgerhospital. 5. 10. bis 16. 10. 34. Fundus o. B. Epilepsieverdacht und chronische Gastritis. Im folgenden Jahr ebenfalls drei Anfälle.

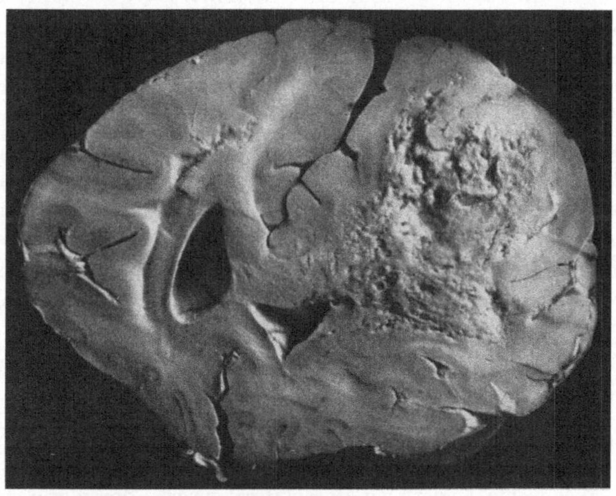

Abb. 25.

Damals oft grundlos leicht erregt, ließ sich aber schnell wieder beruhigen. 1936 auf dem Wege zur Arbeitsstätte Dämmerzustand. Er vergaß in der Trambahn auszusteigen, fuhr in den Wald, fiel dort um. Einlieferung in die hiesige chirurgische Universitätsklinik. 1. bis 2. 5. 36. Motorische Unruhe bei erhaltener Orientierung. Platzwunde am rechten Ohr. Epilepsieverdacht. Seit 1937 monatlich ein Anfall. November 1937 Luxation des linken Armes im Anfall. Seitdem krank geschrieben. In letzter Zeit Brechreiz, Neigung zum Weinen, oft ohne Anlaß, unzufrieden, leicht erregt. Wegen Tumorverdacht Einweisung.

Klinik: 24. 3. bis 11. 8. 38. Frühgealtertes Aussehen, RR 155/90. Puls 60 bis 60/1 Min. Etwas ungenügende Lichtreaktion der Pupillen. Allmählich sich entwickelnde Stauungspapille. Langsame Blickbewegung nach links. Zungenabweichung nach links. Leichte Tonuserhöhung im linken Arm. Links mehr als rechts erhöhte Armreflexe. Trömner links positiv. BDR links abgeschwächt. Oppenheim, Gordon und Babinski links positiv. Babinski und Gordon rechts angedeutet positiv. Auffälliges Allgemeinverhalten. Keine Beschwerden. Ohne Initiative. Keine wesentlichen Interessen. Gesicht nicht sehr belebt. Sprache etwas verlangsamt. Am deutlichsten das Denken gestört. Erschwerte Auffassung. Langsames Denken. Inhaltliche Denkstörungen. Versagen bei abstrakten Begriffs- und Verhältnisaufgaben. Z. B. (Habsucht) „... das ist eine Krankheit, das weiß ich nicht weiter.“ (Oberbegriff zu Tapferkeit, Mut, Fleiß usw.) ... Sprichwörtern gegenüber ist er ratlos. (Keine Rose ohne Dornen). „Da kann ich keine Auskunft geben.“ (Morgenstund hat Gold im Mund.) „Das weiß ich nicht, wie das aufgefaßt werden soll.“ Deutliche Rechenschwäche. Mündliches wie schriftliches Rechnen gestört. Addition und Subtraktion verlangsamt, Multiplikation und Division kaum möglich. Merkfähigkeit und Gedächtnis ohne wesentliche Störung. Bei einem auf der Abteilung beobachteten Anfall Beginn mit Kopfdrehung nach links, dann Beugung des linken Armes, Anheben des linken Beines und klonische Zuckungen im linken Arm. Am Ende eines anderen Anfalles Kopf nach rechts gedreht, rechter Arm gebeugt und linker Arm gestreckt (Halsreflexhaltung).

Blickschwäche nach links, Anfälle mit Kopf-Augendrehung nach links, linksseitige Pyramidenzeichen sowie Antriebsschwäche, alogische Störungen und rechts angedeutete Zehenzeichen waren das Bild eines Frontaltumors rechts in der Gegend des Fußes der ersten und zweiten Stirnhirnwindung mit Wirkung auf die vordere C. a. und das linke Stirnhirn.

Im selben Sinne sprachen die röntgenologischen Befunde. Das suboccipitale wie lumbale Encephalogramm ergab eine periphere Füllung. Auf dem rechtsseitigen Arteriogramm war die Art. cerebri ant. nach links und unten verdrängt. Operation (Dr. *Riechert*, 13. 7. 38): Großer rechtsseitiger Dandylappen. Dura nicht gespannt. Im hinteren oberen Teil des Stirnhirns pathologische Gefäße und Dura mit dem darunter liegenden Tumor verwachsen. Entfernung eines kleinfaustgroßen Tumors (Abb. 25), der direkt an die Zentralwindung angrenzte. Ungestörter Heilungsverlauf. Rückgang der Stauungspapille. Erstmalig Stammhirnzeichen wie Haltungsverharren an Armen und Beinen, rigorähnliche Steifigkeit in Armen und Beinen, Gegenhalten der Arme. Entgegenkommen.

Mikroskopisch: Tumor aus flachen, plattenähnlichen Zellen, die syncytial in Inseln beieinander liegen und durch ein bindegewebiges Zwischengewebe abgegrenzt werden. Inmitten der großen Zellinseln gelegentlich Verfettung. Keine Zwiebelschalen-, keine Psammombildung.

Diagnose: Meningeom, Inseltyp.

Erörterungen zu III.

Nach Beschreibung der frontomotorischen und frontopsychischen Störungen in den Erörterungen zu I und II soll hier auf die *diagnostischen Schwierigkeiten der Frontaltumoren* eingegangen werden, weil bei den rechtsseitigen Frontaltumoren (Fall 24, 27, 29 und 31) besonders oft Fehldiagnosen vorkamen. Es waren ausgedehnte subcorticale Hemisphärentumoren. Deutliche motorische Erscheinungen, die auf das Stirnhirn wiesen, fehlten. Die stirnhirnspezifischen psychischen Störungen waren unausgeprägt und überdeckt. Dafür beherrschten die nach längerer Krankheitsdauer sich entwickelnden Nachbarschafts- und Fernsymptome das klinische Bild. Als Druckerscheinungen des ausgedehnten rechtsseitigen Astrocytoms bei Fall 27 auf die C. a. und C. p. bestanden Sensibilitätsstörungen an linker Oberlippe, Daumen und linksseitige Gesichtszuckungen, die einen corticalen Tumor dieser Gegend vortäuschten. Fall 24 mit einem ausgedehnten Frontotemporaltumor bot ein cerebellares Syndrom (anfallsweise auftretende Kopfschmerzen mit Erbrechen und Nackensteifigkeit, Nystagmus, Intentionstremor, homolaterales Vorbeizeigen, Abweichen und Fallen). Wenn auch an einen Großhirntumor mit Zysternenverquellung gedacht wurde, konnte doch erst die präoperative Ventrikulographie Klarheit schaffen. Bei Fall 27 war es die suboccipitale Encephalographie, nachdem die Arteriographie keinen eindeutigen Befund ergeben hatte. Ein kürzlich operierter ebenfalls ausgedehnter Frontotemporaltumor zeigte neben cerebellaren auch mesencephale Störungen mit einer Stauungspapille von 5 Dptr., einer langen Vorgeschichte und einem sehr schwankenden Verlauf, so daß an eine Aquäduktstenose gedacht wurde, während das Arteriogramm den wahren Sachverhalt erkennen ließ. So konnte in früheren Jahren, als die diagnostisch-operativen Methoden noch nicht in diesem Umfange geübt wurden, auch einmal eine Lokalisation erst durch die Sektion aufgedeckt werden. Fall 29: Dieser war in einem vorgeschrittenen Zustande und ohne objektive Angaben über die genaue Entwicklung seines Leidens eingeliefert worden. Als deutlichstes klinisches Zeichen bestand eine wechselständige Lähmung (periphere Facialis- und Armparese rechts, Beinparese links), die auf einen Ponstumor bezogen wurde. Bei Fall 31, einem Glioblastom, das vom Stirnhirnpol bis zum Striatum rechts reichte, waren Stammhirnzeichen (Haltungsverharren, Gegenhalten, Nachgreifen, Greifreflex, Festhalten, oraler Einstell-, Schnapp- und Saug- reflex, alternierende Bewegungsunruhe der rechten Hand, Akinese, sprachliche Iteration und gedankliche Perseveration sowie Schlafsucht) vorherrschend, so daß auch erst die Encephalographie die Lokaldiagnose ermöglichte.

Keine Schwierigkeit bestand, wenn deutliche stirnhirnspezifische psychische Störungen vorhanden waren wie bei Fall 25. Hier hatte der rechtsseitige Marktumor, ein Astrocytom, auch die linke Hemisphäre verdrängt, was wohl die Ursache der deutlicheren psychischen Ausfalls- erscheinungen war. Bei einem Parallelfall (Fall 30) wurde wegen rechts- seitiger Anfälle in der Anamnese ein linksseitiger Tumor angenommen. Auch die Encephalographie schien dafür zu sprechen: Nichtfüllung des linken Vorderhornes und Erweiterung des rechten Seitenventrikels. Bei der Trepanation fand sich jedoch ein rechtsseitiger, allerdings weit nach links reichender Tumor, der die linke Hemisphäre stark komprimierte, so daß auch Druckerscheinungen der C. a. und ihres Stabkranzes die angegebenen rechtsseitigen Anfälle bedingen konnten.

Saß der Tumor mehr postfrontal und cortical, gelang die Lokalisation mühelos (Fall 26 und 32).

Schwierig und ohne Encephalographie oder Arteriographie unmöglich war bei älteren Menschen mit Blutdruckerhöhung, apoplektiformem Beginn des Leidens und Fehlen von Stauungspapille die Differentialdiagnose zwischen einer Hirnarteriosklerose und einem Tumor (Fall 3, 4 und 14).

Wie wichtig auch nur geringe neurologische Begleiterscheinungen bei Anfällen ohne zur Zeit erkennbaren Herdcharakter sein können, zeigt Fall 9, der bei seinem ersten Klinikaufenthalt unter Spätepilepsie lief und bei der zweiten Aufnahme das ausgeprägte Bild eines linksseitigen Frontaltumors bot. Andererseits gibt es ausgesprochene Herdanfälle bei Epilepsie ohne selbst mikroskopisch nachweisbare Ursache, worauf *Foerster* verwies.

Daß psychische Störungen irreleitend sein können, zeigen die Diagnosen der Kranken bei der Aufnahme, wie Haftpsychose (Fall 29), arteriosklerotische Demenz (Fall 5) und klimakterische Beschwerden (Fall 3). *Lemke* beschrieb vier fehldiagnostizierte Stirnhirntumoren, von denen einer im rechten Frontallappen als Schizophrenie verkannt und entsprechend mit Insulinchoks behandelt worden war. *Deußen* berichtete von einem Oligodendrogliom im rechten Stirnhirn, das als Depression, Schizophrenie und Erbepilepsie fehldiagnostiziert war.

IV. Klinische Syndrome.

Abgesehen von diesen eben angeführten Ausnahmen gelang in den meisten Fällen schon rein klinisch eine ziemlich genaue Tumorlokalisation.

Dies berechtigt, rückblickend aus den dargestellten Einzelbeobachtungen heraus, gewisse klinische Syndrome der Tumoren des eigentlichen Stirnhirns herauszustellen. Die hier folgende Aufstellung ist ähnlich der von *Kleist* in seiner Hirnpathologie auf Grund der Stirnhirnverletzungen gegebenen Einteilung der Frontaltumoren.

A. Klinik der *postfrontalen Tumoren.*

1. Im oberen Abschnitt:

Lokalsymptome: Innervatorische Apraxie der Rumpf- und Beinbewegungen (Stand-Gangapraxie), Adversivkrämpfe mit kontralateralen Rumpf- und Kopfdrehungen, kontralaterale Rumpf-Kopfwendungsschwäche und homolaterale Wendungstendenz, homolaterales Drehen, Fallen und Vorbeizeigen, manchmal auch kontralateral.

Nachbarschaftssymptome: Kontralaterale Parese (besonders Dorsalflexion des Fußes) mit homolateralen spastischen Zeichen am Fuß und Bein, Blasen-, Mastdarmstörungen, in kontralateralem Fuß beginnender C. a.-Anfall, Sensibilitätsstörungen, Retrozentralfeldanfall mit sensibler Aura im kontralateralen Bein. Antriebsmangel für Lokomotionen und Notdurftverrichtungen.

2. Im mittleren Abschnitt:

Lokalsymptome: Innervatorische Apraxie der kontralateralen Hand, Adversivkrämpfe mit kontralateraler Augen- und Kopfdrehung, kontralaterale Blickschwäche.

Nachbarschaftssymptome: Kontralaterale Armparese, im kontralateralen Arm beginnender C.a.-Anfall. Antriebsmangel des Denkens, alogische Störungen.

3. Im unteren Abschnitt links, bei Linksern rechts:

Lokalsymptome: Innervatorische Apraxie der Kopf-, Mund- und Zungenbewegungen, Lautaphasie (Dysarthrie bis Anarthrie), motorische Amusie, Wortstummheit.

Nachbarschaftssymptome: Geschmacksstörungen, -parästhesien, -aura sowie sensorische Aphasie und Amusie. Spontanstummheit (Antriebsmangel der Sprache) und Satzstummheit (Agrammatismus).

B. Klinik der *präfrontalen Tumoren.*

Lokalsymptome: Allgemeiner Antriebsmangel oder Teilformen desselben und alogische Störung. Am ausgeprägtesten bei linksseitigen Tumoren und mit Beteiligung der anderen Hemisphäre.

Nachbarschaftssymptome: Kontralaterale Pyramidenbahnzeichen, kontralaterale Anfälle. Persönlichkeitsveränderungen. Störungen der Körperlichkeit und des Gefühls- und Trieblebens, amnestische Zustände.

C. Klinik der *doppelseitigen Stirnhirnbalkentumoren.*

Lokalsymptome: Starker allgemeiner Antriebsmangel der Bewegungen, des Denkens und des Sprechens sowie alogische Denkstörung.

Nachbarschaftssymptome wie unter B, dazu: psychokinetische, myostatische und katatone Störungen. Allgemeinkrämpfe. Homolaterale Dyspraxie (Balkenapraxie).

Die meisten Tumoren lassen sich, wenn man ihre wesentlichen Züge berücksichtigt, in dieses Schema einordnen. Hat man eine genaue Anamnese, dann gelingt es oft Ausgangsort und Richtung der Ausdehnung des Tumors zu bestimmen.

Literatur.

Alajouanine et *Baruk:* Bull. méd. **40**, 648 (1926). — *Bailey:* Die Hirngeschwülste. Stuttgart: Ferdinand Enke 1936. — *Beck, Kleist, Pittrich:* R. f. d. U. Berlin, C 47. — *Beck, E.:* Mschr. Psychiatr. **92** (1935). — *Brandan Caraffa:* Rev. Circ. méd. Cordoba **18**, 1, 45 (1930).—*Brickner:* The intellectual funktions of the frontal lobes. New York: Macmillam Co. 1936. — *Cushing:* Intracranielle Tumoren. Berlin: Julius Springer 1935. — *Deussen:* Z. Neur. **168**, 119 (1940). — *Duus:* Arch. f. Psychiatr. **109**, 3/4 (1939). — *Foerster:* Handbuch der Neurologie, Bd. VI, S. 1—448. — *Frazier:* Arch. of Neur. **35**, 525 (1936). — *Fulton:* Brain **58**, 2, 311 (1935). — *Gamper:* Zbl. Neur. **51** (1928). — *Gerstmann:* Mschr. Psychiatr. **93**, 2 (1936). — *Gerstmann* u. *Schilder:* Wien. med. Wschr. **1926** I. — *Heß:* Arch. f. Psychiatr. **88** (1929). — *Janichewsky:* Dtsch. Z. Nervenheilk. **102**, 177 (1928). — *Kleist:* Hirnpathologie. Leipzig: Johann Ambrosius Barth 1934. — Gegenwartsprobleme der Augenheilkunde. *Thiel:* Klinische Ortsdiagnose der Geschwülste des Großhirnmantels. Leipzig: Georg Thieme. — *Kleist, Pittrich:* R. f. d. U. Berlin, C 111. — *Kolodny:* Arch. of Neur. **21**, 1107 (1929). — *Lemke:* Arch. f. Psychiatr. **106**, 1 (1936); **108**, 3 (1938).—*Mauthner:* Wien. klin. Wschr. **1890**.— *Pette:* Dtsch. Z. Nervenheilk. **105** (1928). — *Pittrich:* R. f. d. U. Berlin, C 1939. — *Puusepp:* Presse méd. **33**, 1201 (1925). — *Richter* and *Hines:* Brain **61**, 1 (1938). — *Rylander, Gösta:* Personality changes after operations on the frontal lobes. Kopenhagen: Munksgaard 1939. — *Schuster* u. *Casper:* Z. Neur. **129**, 739 (1930). — *Spatz:* Z. Neur. **158** (1937). — *Stockert, v.:* Z. Neurochir. **1** (1938). — *Vincent:* Revue neur. **35** I, 801 (1928).

Aufnahmebedingungen.

I. Sachliche Anforderungen.

1. Der Inhalt der Arbeit muß dem Gebiet der Zeitschrift angehören.

2. Die Arbeit muß wissenschaftlich wertvoll sein und Neues bringen. Bloße Bestätigungen bereits anerkannter Befunde können, wenn überhaupt, nur in kürzester Form aufgenommen werden. Dasselbe gilt von Versuchen und Beobachtungen, die ein positives Resultat nicht ergeben haben. Arbeiten rein referierenden Inhalts werden abgelehnt, vorläufige Mitteilungen nur ausnahmsweise aufgenommen. Polemiken sind zu vermeiden, kurze Richtigstellung der Tatbestände ist zulässig. Aufsätze spekulativen Inhalts sind nur dann geeignet, wenn sie durch neue Gesichtspunkte die Forschung anregen.

II. Formelle Anforderungen.

1. Das Manuskript muß leicht leserlich geschrieben sein. Die Abbildungsvorlagen sind auf besonderen Blättern einzuliefern. Diktierte Arbeiten bedürfen der stilistischen Durcharbeitung zwecks Vermeidung von weitschweifiger und unsorgfältiger Darstellung. Absätze sind nur zulässig, wenn sie neue Gedankengänge bezeichnen.

2. Die Arbeiten müssen *kurz* und in gutem Deutsch geschrieben sein. Ausführliche historische Einleitungen sind zu vermeiden. Die Fragestellung kann durch wenige Sätze klargelegt werden. Der Anschluß an frühere Behandlungen des Themas ist durch Hinweis auf die letzten Literaturzusammenstellungen (in Monographien, „Ergebnissen", Handbüchern) herzustellen.

3. Der Weg, auf dem die Resultate gewonnen wurden, muß klar erkennbar sein; jedoch hat eine ausführliche Darstellung der Methodik nur dann Wert, wenn sie wesentlich Neues enthält.

4. Jeder Arbeit ist eine kurze Zusammenstellung (höchstens 1 Seite) der wesentlichen Ergebnisse anzufügen, hingegen können besondere Inhaltsverzeichnisse für einzelne Arbeiten nicht abgedruckt werden.

5. Von jeder Versuchsart bzw. jedem Tatsachenbestand ist in der Regel nur ein Protokoll (Krankengeschichte, Sektionsbericht, Versuch) im Telegrammstil als Beispiel in knappster Form mitzuteilen. Das übrige Beweismaterial kann im Text oder, wenn dies nicht zu umgehen ist, in Tabellenform gebracht werden; dabei müssen aber umfangreiche tabellarische Zusammenstellungen unbedingt vermieden werden [1].

6. Die Abbildungen sind auf das Notwendigste zu beschränken. Entscheidend für die Frage, ob Bild oder Text, ist im Zweifelsfall die Platzersparnis. Kurze, aber erschöpfende Figurenunterschrift erübrigt nochmalige Beschreibung im Text. Für jede Versuchsart, jede Krankenbeschreibung, jedes Präparat ist nur *ein* gleichartiges Bild, Kurve u. ä. zulässig. Unzulässig ist die *doppelte* Darstellung in Tabelle *und* Kurve. *Farbige* Bilder können nur in seltenen Ausnahmefällen Aufnahme finden, auch wenn sie wichtig sind. Didaktische Gesichtspunkte bleiben hierbei außer Betracht, da die Aufsätze in den Archiven nicht von Anfängern gelesen werden.

7. Literaturangaben, die nur im Text berücksichtigte Arbeiten enthalten dürfen, erfolgen ohne Titel der Arbeit nur mit Band-, Seiten-, Jahreszahl. Titelangabe nur bei Büchern.

8. Die Beschreibung von Methodik, Protokollen und anderen weniger wichtigen Teilen ist für *Kleindruck* vorzumerken. Die Lesbarkeit des Wesentlichen wird hierdurch gehoben.

9. Das Zerlegen einer Arbeit in mehrere Mitteilungen zwecks Erweckung des Anscheins größerer Kürze ist unzulässig.

10. Doppeltitel sind aus bibliographischen Gründen unerwünscht. Das gilt insbesondere, wenn die Autoren in Ober- und Untertitel einer Arbeit nicht die gleichen sind.

11. An *Dissertationen,* soweit deren Aufnahme überhaupt zulässig erscheint, werden nach Form und Inhalt dieselben Anforderungen gestellt wie an andere Arbeiten. Danksagungen an Institutsleiter, Dozenten usw. werden nicht abgedruckt. Zulässig hingegen sind einzeilige Fußnoten mit der Mitteilung, wer die Arbeit angeregt und geleitet oder wer die Mittel dazu gegeben hat. *Festschriften, Habilitationsschriften* und *Monographien* gehören nicht in den Rahmen einer Zeitschrift.

---

[1] Es wird empfohlen, durch eine Fußnote darauf hinzuweisen, in welchem Institut das gesamte Beweismaterial eingesehen oder angefordert werden kann.

Einführung
in die Physiologie des Menschen

Von

Professor Dr. **Hermann Rein**

Direktor des Physiologischen Instituts der Universität Göttingen

Vierte Auflage

Mit 402 Abbildungen.   XI, 507 Seiten.   1941.   Gebunden RM 19.60

Der Absatz hat sich von Auflage zu Auflage gesteigert. Trotz der Kriegszeit und Erhöhung der Auflagenziffer wurde noch vor Ablauf eines Jahres eine weitere, die vierte Auflage notwendig. Infolge der Kürze der Zeit und um das Buch nicht fehlen zu lassen, hat der Verfasser sich auf die Durchsicht beschränkt und einige kleine Richtigstellungen und Fehlerverbesserungen vorgenommen.

Aus den Besprechungen der dritten Auflage:

Die Neuauflage des ausgezeichneten Lehrbuches ist wiederum gegenüber der letzten erweitert worden, ohne seinen knappen und prägnanten, anschaulichen und anregenden Stil zu verändern. Als neue Abschnitte findet man vor: Den Energiestoffwechsel des Herzmuskels, die peripheren Chemoreceptoren der Atemregulierung, die natürliche Erregungsbildung in den peripheren sensiblen Nerven, die Elektrophysiologie der Großhirnrinde, die vegetativen Zentren des Hypothalamus und die neuere Physiologie der Netzhaut... Eine jedes Kapitel begleitende Übersicht über das zusammenfassende Schrifttum wurde ergänzt und neu geordnet. Trotz der enormen Ausweitung und Verflechtung unseres physiologischen Wissens versteht es der Verfasser, auf kleinem Raume (nicht ganz 500 Seiten) die einzelnen Gebiete klar und übersichtlich zu behandeln und allerneueste Probleme fesselnd darzustellen, so daß es für den Forschenden mindestens ebensosehr wie für den Studierenden eine reiche Quelle der Belehrung und Anregung bleiben wird.

„Kongreßzentralblatt für die gesamte innere Medizin"

Ein Lehrbuch, das, bei zahlreicher Konkurrenz, im vierten Jahr seines Bestehens die dritte Auflage erlebt, spricht für sich selbst. In der Tat wird ohne Übertreibung gesagt werden dürfen, daß es sich um das modernste und bestausgestattete Lehrbuch dieses Gebietes handelt, dessen Vorzüge durch stete Verbesserungen an Text und Abbildungen sich nur noch vermehrt haben...

„Deutsches Archiv für klinische Medizin"

VERLAG VON JULIUS SPRINGER IN BERLIN

Lebenslauf

Am 12. September 1907 wurde ich als Sohn des Kaufmanns
Hans Pittrich und seiner Ehefrau Luise, geb. Trips, zu Frankfurt a. M. geboren. Ich besuchte daselbst die Volksschule und
dann das humanistische Gymnasium. Nach der Reifeprüfung zu
Ostern 1927 studierte ich zunächst ein Semester Philosophie
und dann Medizin. Nach dem Wintersemester 1933 legte ich
mein medizinisches Staatsexamen ab. Als Medizinalpraktikant
war ich an der medizinischen Universitätsklinik (Prof. Volhard)
und der Universitätsnervenklinik (Prof. Kleist), der ich ab 1934
bis zu Kriegsausbruch auch als Volontärarzt und Assistent
angehörte.